Robert MOLIMARD

Petit manuel de Défume

Se reconstruire sans tabac

SIDES IMA

26, avenue Charles Garcia 94120 Fontenay-sous-Bois

Chez le même éditeur et du même auteur :
La Fume Smoking Sides-Ima édition, 2003.

Isbn : 978-2-86861-139-0 (Sides)
Isbn : 978-2-91627-304-4 (Ima édition)
site : editionsides.com

Ouverture

Sur une terrasse,
quatuor de fumeurs autour d'un café...

Il y a pourtant des gens qui s'arrêtent…

... *Faut simplement la volonté. Moi, là, je suis mal. J'étais sûrement pas là le jour de la distribution!*

... *Moi non plus. J'y arrive pas…J'ai essayé l'acupuncture, deux mois j'ai tenu. J'y suis retourné, mais ça avait dû s'épuiser, ça n'a pas tenu 24h.*

… *Moi, c'était l'auriculothérapie…*

… *Ça, c'est un peu comme l'acupuncture….*

… *Oui, mais c'était du laser. Un peu cher, mais l'appareil est très cher. J'ai quand même tenu trois mois.*

J'en connais pourtant beaucoup, des gens qui ont arrêté….

… *Moi, j'ai lu un tas de bouquins, du genre "La méthode pour arrêter définitivement et sans douleur la cigarette". Des amis s'étaient arrêtés avec. J'ai pas spécialement accroché, j'avais l'impression qu'on m'avait déjà rabâché tout ça dans les magazines, martelé à la télé…*

… *Vous avez essayé les patchs ?*

… *Oui. Mais j'ai pas eu l'impression que ça me faisait quoi que ce soit*

… *Moi ça me calmait vraiment l'envie de fumer, mais je ne l'ai fait qu'un mois. Je crois que je dépends surtout du geste…*

... *Et les chewing-gums ?*

… *Ça, c'est du geste. Ça occupe la bouche. Ça calme un peu… Moi, j'en ai mâchouillé pendant un an…Après, je suis passé au Hollywood, mais un an après, pour le mariage de ma sœur, crac, c'est reparti comme en 14. Après 2 ans! Faut dire que je le sentais venir depuis longtemps…*

… *J'en connais un qui a repris 14 ans après…*

Mais il y a quand même des gens qui arrêtent vraiment.
Pourquoi j'y arrive pas ?
... *Et le Zyban ?*
... *Mon toubib a pas voulu m'en donner.*
... *Parait qu'on va nous vacciner...*
... *C'est ça! Contre la coqueluche pour empêcher de tousser!*
... *Moi, faudrait me foutre 3 mois en tôle pour me désintoxiquer...*
... *On fume, en tôle...*

Mais il y a quand même des gens
qui ont ARRÊTÉ!

NON ! Ils n'ont pas ARRÊTÉ! ....
Ils ont DÉFUMÉ!

On n'a pas VRAIMENT arrêté tant qu'on n'a pas défumé

Mode d'emploi

Ce petit manuel est destiné au fumeur qui entreprend le travail de défume qui lui permettra d'atteindre l'état d'*Ex-fumeur.*.

Il reprend sous un aspect pratique l'essentiel des idées qui constituent la base stratégique de ce travail, telles que je les ai exposées dans "La Fume".

Défumer n'est pas simplement ne pas fumer, et serrer les dents en attendant que ça passe. C'est un **TRAVAIL ACTIF,** sur soi-même, comme l'entraînement d'un sportif. Il comporte des outils et des exercices.

Les outils :

- Un cahier ou un carnet à feuilles détachables, de préférence non quadrillé
- Un classeur pour feuilles simples perforées serait parfait.
- Un ordinateur peut faire l'affaire.
- Un crayon ou un stylo
- Un double décimètre

Les exercices :

Dans un encadré en fin de chapitre, on trouvera

- Des *idées-force*, qui résument des points que j'estime essentiels.
- Des échelles d'*évaluation visuelle-analogique.*
- Des exercices proprement dits.

En ce qui concerne les échelles d'évaluation, vous pouvez les reproduire sur le cahier ou sur des feuilles libres à insérer dans le livre. Il est **IMPORTANT** que la ligne que vous tracerez ait ***exactement*** 10 cm de longueur. Le papier non quadrillé est idéal, car le quadrillage peut influencer votre choix. Coupez la ligne au point choisi avec un seul trait (si vous faites une croix, vous risquez de la couper en deux points et ne saurez pas quel est le bon). Mesurez en mmm la distance entre l'extrémité gauche de la ligne et le point où vous vous êtes situé. Notez-la, elle constitue votre score. Notez aussi la date à laquelle vous vous êtes évalué. Cela vous permettra de savoir si vous avez bougé, avancé ou reculé.

Pour chaque exercice, notez la date en haut de la feuille.

Je vous recommande de recopier les idées-force qui trouvent un écho en vous, ainsi que celles qui vous viendraient en tête et vous paraissent importantes.

De temps en temps, relisez le travail que vous avez fait.

Une première lecture est toujours rapide. On veut savoir la fin! Reprenez le manuel, reprenez le encore, relisez le, marquez les pages qui sont importantes pour vous, refaites les exercices. Ça fait partie du travail qui vous fera mûrir…

…Et quand un fruit est mûr, que fait-il ? Pas besoin de tirer dessus. Il vous tombe tout seul dans la main.

Au boulot…

Première Partie

On analyse sa peur d'arrêter
On comprend sa dépendance
On s'évalue

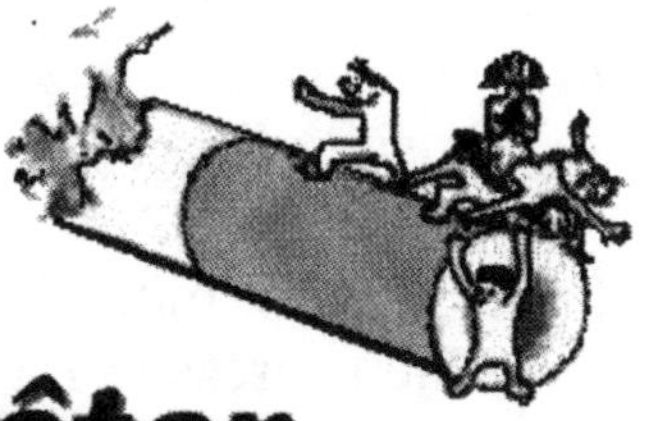

Peur d'arrêter

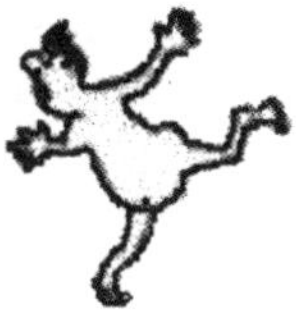

Le fumeur est coincé entre
deux peurs : la peur des risques
qu'il court en restant accroché
à sa cigarette, et le risque mortel
qu'il croit encourir s'il l'abandonne,
comme s'il devait sauter
dans le vide
du dernier étage
d'un gratte-ciel
en flammes.

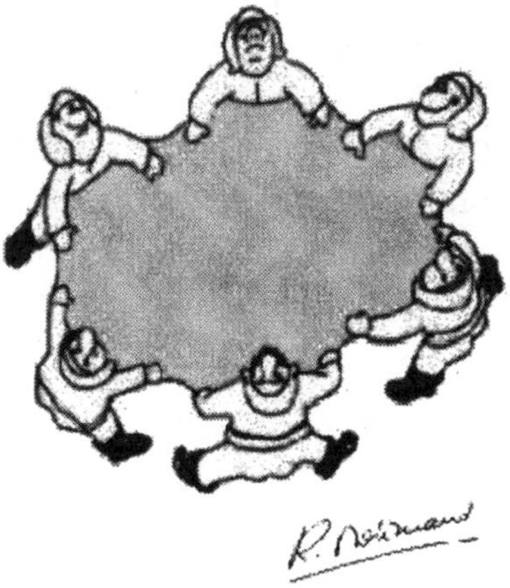

PEURS

"Invocation. O Peur, Peur auguste et maternelle, Peur sainte et salutaire, pénètre en moi, emplis moi dans le danger, afin que j'évite ce qui pourrait me nuire...". Riquet, le chien de monsieur Bergeret exprimait ainsi ses pensées profondes par la plume d'Anatole France. Brandir une canne ou simplement faire mine de ramasser une pierre peut faire reculer un chien agressif. La peur de la punition est un puissant moyen pour modifier un comportement nuisible. Quoi de plus effrayant que la perspective d'un cancer, d'une amputation.

La peur assiège le fumeur. Il a vu mourir son père, haletant, bleu d'asphyxie, cherchant dans son agonie à faire entrer encore un peu d'air dans ses poumons inutiles. Il a suivi l'enterrement d'un voisin, derrière la veuve et ses trois ados. Il lit tous les jours sur son paquet de cigarettes, cerné de deuil, que fumer tue. A la télé, des professeurs en blanc ont aligné des statistiques de mort. Il est terrorisé. Il connaît depuis longtemps, mieux que tout autre, les risques qu'il prend. Le cancer le guette, parfois symbolisé par cette terrifiante lettre K, exotique, barbare dans notre langue, porteuse d'angoisse kafkaïenne. Un chien aurait fui. Mais il n'est pas un chien. Il se rassure et se détend avec une cigarette.

Pourtant, la peur, ça marche souvent. Une vache décharnée trébuchant à la télé, on les brûle par centaines de milliers sur des bûchers, et l'on ne mange plus de bœuf. Quelques images d'oiseaux morts près d'un étang, plus les commentaires se veulent rassurants, moins on achète de poulets. Un discours sécuritaire après un fait divers odieux fait gagner les élections. Il est logique que les risques ne soient pas *inconsidérés*. Mais sacraliser en *Principe* une simple précaution justifiée est une menace directe pour la vie elle-même, qui ne se conçoit pas sans risques. Refuser tout risque, c'est l'immobilité, donc la mort.

La lutte contre le tabac est encore presque exclusivement centrée sur la peur. Affiches, spots télévisés… Tout le monde sait maintenant que le tabac cause le cancer. Pourtant, ça ne marche pas. Au Canada, les gamins collectionnent les images des paquets de cigarettes, à qui aura la plus horrible. En Suisse, quand on lisait sur les paquets "*Fumer nuit gravement à la santé* ", ils *taxaient* une cigarette en disant *"Tu me passes une NUITGRAVE"*. La connaissance est là, mais quelque chose manque. Les actes qui devraient en découler ne suivent pas. Sachant ce que l'on sait sur le tabac, depuis longtemps plus personne ne devrait fumer. Pourquoi le *"Principe de précaution"* ne fonctionne t'il pas ?

Peut-être parce que le fumeur est **COINCÉ ENTRE DEUX PEURS MORTELLES.** La peur du cancer s'il n'abandonne pas la cigarette, et la **PEUR D'ARRÊTER**. On peut imaginer échapper au cancer. Mais les conséquences de l'arrêt du tabac sont immédiates et inévitables. On n'y échappe qu'en n'arrêtant pas.

Cette **ILLUSION** d'un risque mortel à abandonner le tabac est un des plus grands obstacles à l'arrêt.

Idée-force

Oui ça fout la trouille d'arrêter,
on croit qu'on va tomber dans un puit noir sans fond,
sans parois, sans repères..... (Léda*)

*J'ai emprunté quelques citations au forum http://www.atoute.org (Arrêter de fumer),remarquable reflet des pensées et expériences des fumeurs en mal d'arrêt

Evaluation

Vous allez mesurer l'intensité de ce que vous ressentez, comme on mesure la température avec un thermomètre.

De la même manière que le niveau du mercure du thermomètre mesure la température entre le 0°C de la glace fondante et les 100°C de l'eau bouillante, vous évaluerez le degré d'un sentiment ou d'une opinion en le situant sur une ligne de 100 mm de longueur entre deux possibilités extrêmes.

Mesurez ainsi votre degré de peur. Coupez d'un seul trait de crayon la ligne au point où vous l'estimez, entre *"pas peur du tout"* et *"complètement terrorisé"*. Mesurez la distance en mm entre l'extrémité gauche de la ligne et ce point.

Vous obtenez en pourcentage le degré de votre peur par rapport à une peur maximum.

Pas du tout — **J'ai peur du cancer et de l'infarctus** — Enormément

Pas du tout — **J'ai peur d'arrêter de fumer** — Enormément

La culture de la peur

La peur est la représentation mentale d'un danger. Peu importe qu'il soit réel ou imaginaire. C'est une **anticipation** psychique. Lorsque le danger devient réalité, la peur disparaît. On agit pour y faire face.

Comment gérer la peur du cancer, ou de l'infarctus ?

On estime le danger lointain. On peut donc se rassurer en pensant aux progrès à venir de la médecine. Découvrir sa séropositivité il y a une dizaine d'années, c'était le SIDA inévitable, la mort annoncée. La trithérapie a tout changé, mais fait hélas baisser la garde. En atténuant la peur, tout progrès réel dans le traitement des cancers relancera peut-être le tabagisme.

Surtout, le risque est aléatoire. Tous les fumeurs ne font pas un cancer. On peut passer au travers des mailles. On connaît un centenaire toujours vaillant qui fume encore. La meilleure défense psychique est donc de nier le danger. On décide qu'on tient plutôt du côté de la famille où il n'y a jamais eu de cancer. On se déclare invulnérable, *"cancerproof"*. Nous voici rassurés. Mais il y a un ver dans le fruit. A quoi reconnaît-on un *"cancerproof"* ? Facile: Il peut fumer sans crainte, puisqu'il ne risque rien. Donc, si je ne prends pas une cigarette, c'est que je ne suis pas vraiment sûr de ne rien risquer. J'en allume donc une. Je me prouve ainsi à moi-même que je me considère réellement comme *"cancerproof"*, et cette cigarette me lève l'angoisse. Ainsi peut on échapper **psychiquement** à la peur du cancer. En se focalisant ainsi sur lui, on s'aveugle sur les autres risques. L'infarctus, la bronchite chronique, *"connais pas"*. C'est ainsi que je m'explique pourquoi ceux qui ont vu une personne chère mourir d'une maladie due au tabac ont tant de peine à décrocher de leur cigarette.

Une consultante me disait : *"Nous étions mon père et moi les deux seuls à fumer dans la famille. Mon père a été opéré pour lui déboucher une artère. Ce n'est pas lui qui m'a impressionnée, c'est le ventre de son voisin de lit. Quand je l'ai vu ouvert de haut en bas, avec cette longue couture de fils de fer, j'ai eu un tel choc que j'ai arrêté de fumer. Ça a duré 11 ans. Puis mon père est mort, d'un cancer du poumon. J'ai recommencé à fumer,* bêtement. *(On recommence toujours "bêtement") Mais il faut que je vous avoue ... Quand je vais sur sa tombe, je suis obligée d'allumer une cigarette, en plein cimetière. J'en ai terriblement honte, mais ne peux m'en empêcher. Je me dis que c'est pour me rapprocher de lui...".*

Peut-être un peu. Mais peut-être aussi le besoin de ne pas lui ressembler, de se rassurer en se prouvant qu'on se pense invulnérable à ce qui l'a tué.

On peut aussi continuer à nier le risque, même quand il vous a touché personnellement. On a pourtant la preuve qu'il n'avait rien d'imaginaire. Mais nier toute évidence et refuser sa maladie est une réaction normale. La cousine Yvette avait 20 ans. Elle sortait du sanatorium. La tuberculose ne se traitait alors que par le repos. A court de souffle, elle prenait pourtant sa bicyclette pour suivre les balades à vélo de notre groupe d'ados. Cela se terminait par une hémoptysie, mais même ces crachats sanglants ne pouvaient lui faire accepter d'être exclue de la vie *normale*. Un de mes collaborateurs souffrait d'un diabète grave, très mal équilibré par de fortes doses d'insuline. Lui aussi voulait vivre *comme tout le monde*. Il prenait tous les risques, bravait la mort avec sa grosse moto. Il eût été *impérieux* qu'il cessât de fumer, car il était écrit que ses artères ne résisteraient pas à la double attaque du diabète et du tabac. Il savait tout des risques à fumer. Il n'a pu abandonner sa cigarette et ses cigarillos. A 45 ans, il en était déjà à deux pontages des artères fémorales et une dilatation coronaire. Il n'en a pas soixante. Il est déjà hémiplégique depuis trois ans. Il bricole dans sa maison. Il arrive à planter des clous et à rouler ses cigarettes avec sa main gauche.

La seule façon de réellement diminuer le risque est évidemment d'arrêter de fumer. Comme exacerber la peur incite plutôt à le nier et à continuer, il faudrait plutôt relâcher la pression sur les fumeurs, cesser de cultiver leur angoisse. Il est d'ailleurs paradoxal d'utiliser l'angoisse pour pousser à arrêter de fumer, alors que les fumeurs disent utiliser la cigarette pour calmer leur anxiété! Certes les menaces sont réelles, il ne faut pas cesser d'informer. Mais à en rajouter, on s'expose à transformer la conscience raisonnable d'un danger en peur panique. Un foule de dictons devrait rendre prudents : *"Le mieux est l'ennemi du bien"; "Qui veut faire l'ange fait la bête"*; *"A vouloir trop prouver, on ne prouve plus rien"*. La preuve de la culpabilité du tabac n'est plus à faire. Tous les fumeurs en sont conscients. Que pèse à côté du cancer ou de l'infarctus le jaunissement des dents, ou que la fumée contienne de l'ammoniaque ou de l'acétone ? On sait qu'on en absorbe mille fois plus en nettoyant son évier ou ses vêtements. A diluer ainsi le message véritable, on l'affaiblit.

C'est pire quand on emploie des arguments faux, qui donnent des verges pour se faire battre. Ils discréditent le discours de prévention. D'année en année, on surenchérit quant au risque de mort de non-fumeurs exposés au tabagisme passif. *"Entre 2500 et 3000 par an en France"* annonçait en 2005 un rapport à l'Académie de Médecine. *"Plus de 5000"* s'indigne un député pour demander l'interdiction de fumer dans tous les lieux publics. *"Près de 6000!"* s'enthousiasment les prohibitionnistes en mars 2006 après un rapport européen qui en annonçait 5863 (à l'unité près!). Aucun ne note que ce rapport spécifie: *"dont 1114 non-fumeurs"*, ce qui est surréaliste! Un fumeur est évidemment le plus exposé à la fumée passive. Il ne fuit pas la compagnie des autres fumeurs et a quelque difficulté à fumer loin de lui-même! Mais quel peut être l'intérêt d'une telle estimation hasardeuse de la partie *passive* de son risque ? Pourquoi changer la définition du tabagisme passif, sinon pour gonfler artificiellement les statistiques. 1114 non-fumeurs qui meurent de la fumée des autres, c'est déjà 1114 de trop, et cela justifie des mesures de prévention. Mais quand le Conseil Municipal de Calabasas (Californie) décide de verbaliser tout fumeur fumant dans la rue à moins de quelques mètres d'un non-fumeur sous prétexte qu'il risque de lui provoquer un infarctus, de tels excès tournent au fanatisme. Ils ne peuvent à terme que pousser les fumeurs agressés à se murer dans leur tabagisme, par une réaction naturelle de défense, au lieu de les aider à s'en sortir. Car la seule arme absolue contre le tabagisme passif serait que les fumeurs cessent de fumer.

Autre argument faux: C'est vrai que la fumée qui s'échappe d'une cigarette qui brûle seule entre deux bouffées est beaucoup plus riche en goudrons, oxyde de carbone et autres substances toxiques que celle qu'on aspire. C'est parce qu'elle brûle lentement, avec moins d'oxygène. De même, c'est parce que sa combustion est incomplète que le mégot qui finit de se consumer au fond d'un cendrier pue et que tout le monde se précipite pour l'éteindre. Mais quand on en fait un argument pour justifier le combat des non-fumeurs, cela ne tient pas. Le non-fumeur ne reste pas le nez sur le cendrier pour ne rien laisser perdre. Ce n'est pas la composition de la fumée à l'endroit où elle est produite qui importe, aussi bien pour le fumeur que pour le non-fumeur, c'est la concentration de fumée dans l'air qu'ils respirent. Elle dépend essentiellement du volume et de la ventilation de la pièce. Après Tchernobyl, même s'il y a eu quelques retombées radioactives dans notre pays, il valait quand même mieux être en France qu'autour de la centrale explosée.

Je n'évoque jamais avec mes consultants le risque à fumer s'ils ne l'abordent pas. Pour que leur angoisse diminue, il faudrait d'abord qu'ils apprennent à séparer le danger réel concret et les fantasmes terrorisants. Surtout dire la vérité. Le pieux mensonge ne marche pas, ne rassure pas.

Le fumeur a besoin d'avoir confiance, on ne la gagne pas en lui mentant. Il est parfaitement capable de décrypter l'intonation de voix qui contredit des paroles rassurantes. Il a besoin d'espoir, même dans les cas qui paraissent désespérés. Or nul n'est capable de prédire à coup sûr l'avenir. On peut guérir d'un cancer du poumon. Il a besoin d'agir. Faire face éloigne la peur. Malgré le risque qu'il prend, dès que le combat commence, le boxeur sur un ring n'a plus peur. Il ne pense qu'à l'action.

Ceux qui ont un fait un infarctus, des opérés de cancer du poumon sont parfois tentés d'abandonner la lutte. *"Foutu pour foutu..."*. C'est pourquoi le médecin doit absolument être crédible et cru. Car la vérité, c'est que si l'on arrête de fumer, on diminue par deux le risque de faire un deuxième cancer ou un deuxième infarctus.

Coincé entre deux dangers, on choisit évidemment le moindre. La peur du cancer n'amènera le fumeur à s'arrêter que si elle est plus forte que la peur d'arrêter. On peut donc augmenter la peur du cancer, dramatiser, présenter des témoignages et des images atroces. Mais si elle devient trop forte, la réaction est contraire à ce qui est recherché, c'est le déni et la fuite. C'est donc la peur de l'arrêt qu'il faudrait tenter d'atténuer. Je voudrais démontrer qu'elle est beaucoup plus puissante que la peur de la maladie, et pourquoi il est beaucoup plus difficile de lui faire "psychiquement" face.

Il faut donc comprendre pourquoi elle est si forte.

Idées-force

Plus on a peur pour sa santé, moins cela pousse à s'arrêter.

Ne vous arrêtez pas **POUR** la santé. Vous l'aurez en prime.

La peur est mauvaise conseillère

Si l'on n'arrive pas à arrêter,
c'est parce qu'on a **PEUR** d'arrêter

Le moyen de lutter contre la peur, c'est d'**AGIR**

La peur d'arrêter

Le fond de la pensée du fumeur, c'est *"Y a t'il une vie après le tabac ?"*. Fumer est ressenti comme **VITAL**, c'est pourquoi la peur d'arrêter est une peur de **MORT**. Cette **ILLUSION** est le plus puissant des obstacles à l'arrêt.

Ce risque est une illusion, mais il est perçu comme aussi réel et engendre une peur aussi forte que vos terreurs quand vous appreniez à nager, accroché désespérément au bord de la piscine ou à la perche du maître-nageur, ou quand on a démonté les roulettes de votre petit vélo. Votre affolement à l'idée de couler à pic quand on a enlevé les flotteurs de vos bras. La crise de confiance envers l'adulte qui vous disait *" Vas-y, je te tiens... "*, et vos accès de panique quand vous n'étiez plus très sûr que sa main touchait la selle.

Je voudrais déjà voir rayer du vocabulaire le mot *"Arrêt"*, quand on parle de tabac. Parce qu'il ressent sa cigarette comme **VITALE,** un fumeur prend ce mot comme une sentence, un *"Arrêt de mort"*. *"La dernière cigarette"*, accompagnée du verre de rhum, est celle du condamné dans le couloir de la mort, avançant vers le trou sinistre de la guillotine. Le praticien *"Anti-tabac"* a le costume du bourreau. D'autant que dans cette approche, il n'y a pas le message d'espoir que ne plus fumer est le résultat d'un apprentissage, certes ardu, mais qui permettra de triompher de la difficulté.

Cette illusion est étrange, car avant de commencer à fumer, on vivait pourtant. Cette vie était normale, pleine, riche de plaisirs et d'émotions. On vivait très bien sans cigarette, on n'avait pas l'impression de manquer de quelque chose d'aussi essentiel. Plus encore. Il m'est arrivé personnellement de m'arrêter de fumer pendant une année entière. Au bout de cinq ou six mois je ne pensais plus du tout au tabac. J'avais le sentiment de vivre une vie pleine et normale, sans frustration. Et vlan!..., d'un coup, quelques semaines à peine après avoir repris, lorsque j'en étais à nouveau à mon paquet quotidien, que je commençais sérieusement à regretter de m'être laissé reprendre et tentais d'imaginer comment m'en ressortir, à nouveau cette pensée lancinante: *"Comment pourrais-je vivre sans tabac ?"*. Je sortais pourtant d'une expérience m'ayant prouvé que c'était possible.

J'ai longuement analysé dans *"La Fume"* pourquoi une telle illusion avait une telle force. Tout fumeur sent bien ce que fumer a d'automatique. Après quelques années de tabagisme, on n'en est plus à savourer la cigarette qu'on s'offrait entre copains ou copines avec l'attrait du fruit défendu, le plaisir de la transgression, quand on jouait les affranchis, en cultivant son *style* dans la complicité du groupe et la chaude ambiance d'une fumée enveloppante. La grande majorité des cigarettes que l'on fume sont désormais sans plaisir, automatiquement allumées, comme autant de pauses, d'arrêts du temps, de virgules dans un discours. Il y a celle du matin, à peine sorti du lit pendant que chantonne la cafetière, aussi automatique que la sonnerie du réveil. Au bureau, *"Le téléphone sonne, je prends une cigarette"* disent beaucoup de secrétaires. Il y a aussi les *"bonnes cigarettes"*, celle de la pause où l'on discute devant la machine à café, la merveilleuse cigarette après le déjeuner avec toujours ce fameux café, qu'on allume après les premières gorgées. Et celle du soir quand on s'installe devant la télé. Mais hormis ces cigarettes bien repérées, combien dans la journée ont été fumées sans qu'on en ait eu vraiment conscience, sans même avoir ressenti le besoin de les prendre, comme si on les avait allumées **préventivement**, en devançant le manque possible.

Ce caractère involontaire, automatique, doit mettre sur la piste. Nous accomplissons en permanence une foule de tels actes. Ils sont parfois même totalement inconscients. Nous ne veillons pas la nuit pour ne pas oublier de respirer. Nous respirons sans y penser. Toute une partie de notre cerveau s'emploie à activer nos muscles respiratoires, sans relâche, depuis notre premier cri, nuit et jour, sans que nous en ressentions la moindre fatigue, le besoin de faire une petite pause.... Certes, nous pouvons volontairement accélérer notre respiration pour gonfler un matelas pneumatique, la rythmer quand nous chantons, l'arrêter quand nous plongeons dans la piscine. Mais ce sont des variations temporaires, sur un fond d'automatisme absolu.

Une foule d'activités commandées par le cerveau, permanentes, ne sont même pas conscientes. Elles échappent totalement au contrôle de la volonté. Peut-on volontairement faire monter sa température ? Non, il faut frotter le thermomètre ou le coller contre le radiateur si l'on ne veut pas aller à l'école. J'en ai jadis cassé un, à mercure, contre l'ampoule de la lampe de chevet. On ne commande pas à son pouls.

Si l'on court pour attraper son bus, il devient juste ce qu'il faut plus rapide. On ne peut l'accélérer ou le ralentir à son gré. Tout est réglé, s'adapte automatiquement, comme toutes les régulations que l'on connaît de plus en plus dans la vie courante. S'il fait trop froid dans la maison, le thermostat met la chaudière en route. Il l'arrête dès qu'il commence à faire trop chaud. Le régulateur de vitesse maintient constante l'allure de la voiture, qui va aussi vite que possible sans craindre le radar. De même, si l'on se met à courir, l'apport d'oxygène ne suffit pas. Informé, le cerveau accélère automatiquement la respiration. Il détecte aussi l'excès d'oxygène, qui la ralentit. Elle s'accélère juste ce qu'il faut en fonction de l'effort accompli. Notre **CERVEAU ROBOT** enregistre s'il y a un **manque** ou un **trop**. Il réagit en conséquence pour rester entre les deux. Ni trop… ni trop peu.

Au premier abord certaines activités n'ont pas l'air automatiques. Passer à table au petit déjeuner, à midi, le soir semble un rituel organisé, guidé par la raison. *"Il faut manger pour vivre"*, donc il faut bien s'alimenter. Mais qu'il serait alors facile de maigrir quand on ne peut plus boucler sa ceinture ou qu'on ne rentre plus dans sa robe! Certes la volonté peut contrôler ce qu'on mange. On peut décider de sauter un, deux repas, supprimer le fromage, le dessert. On perd assez vite un, deux ou trois kg puis, inexorablement, sans même avoir eu l'impression d'avoir mangé davantage, on retrouve son poids d'avant. On a trop mangé pendant les fêtes, on croit que c'est volontairement qu'on se met au régime pour perdre le kilo de trop. Illusion. La graisse, c'est 670 calories pour 100g. Le sucre, 30 calories pour un morceau (du 4). Calculez : Pour grossir de 400 à 500g dans l'année il suffit donc de manger 100 morceaux de sucre de plus que l'on a dépensé, un quart de morceau par jour! Comme on ne change guère de poids du premier janvier à la Saint Sylvestre, cela signifie qu'on est réglé **automatiquement** au dixième de morceau de sucre par jour. Le poids est réglé avec autant de précision que la température ou la respiration.

Les comportements

La différence entre respiration et nourriture, c'est que l'air est partout et qu'il suffit de pomper. La nourriture, il faut aller la chercher. *"Les alouettes ne tombent pas toutes rôties dans la bouche"*. Ça ressemble à une recherche volontaire, mais ce n'est est pas une. L'ensemble des mouvements que l'on fait pour cela constitue un **COMPORTEMENT**, c'est-à-dire des actes commandés par la régulation automatique du poids. La caractéristique d'un comportement est qu'il est irrépressible. La volonté n'a sur lui qu'un pouvoir très temporaire. Grâce aux comportements, notre **CERVEAU ROBOT** gère en bon magasinier le stock des substances indispensables au bon fonctionnement du corps quand il faut faire des gestes ou se mouvoir pour aller les rechercher. La nourriture bien sûr, mais aussi la boisson. C'est un travail d'une finesse insoupçonnée. Un nourrisson déshydraté sait très bien choisir, entre trois biberons d'eau sucrée, salée ou bicarbonatée le mieux adapté à le guérir. Des poules savent très bien, entre des grains colorés en bleu ou jaune, picorer ceux auxquels on a ajouté la vitamine C dont elles ont besoin.

On ressent intérieurement la façon dont le **ROBOT** commande et contrôle un comportement. Lorsqu'il détecte un manque, il amène à la conscience une sensation de **BESOIN**. On a faim si c'est un besoin de nourriture, soif si l'on manque d'eau. Cette sensation déclenche un comportement de recherche, puis d'absorption de ce qui manque. Un comportement est irrésistible. "*La faim sort le loup du bois*", alors qu'il serait raisonnable qu'il y reste caché. Manger provoque alors un **PLAISIR**. C'est bon de manger quand on a faim, de boire quand on a soif. Le rôle de ce plaisir est primordial. C'est la **RÉCOMPENSE** que le robot nous accorde quand nous avons fait ce qu'il demandait. Cela lui garantit que, pour avoir ce plaisir, nous répondrons toujours à ses demandes.

Mais, même une faim de loup se calme quand le loup a assez mangé. C'est la deuxième partie du contrôle: le **RASSASIEMENT**. Le repas s'arrête, tout seul. Si l'on vous force à finir votre assiette, le même plat qui était si bon au début devient déplaisant, voire vous donne la nausée et vous le vomirez. Ce n'est donc pas ce qu'on mange qui est **Bon,** c'est que vous le mangez quand le robot vous le demande, vous faites le bon geste qu'il attend. Rassasié, si vous voulez faire le régime, vous déciderez facilement : *"Après un repas comme celui-ci, je ne mange plus tant que je n'ai pas perdu trois kilos!"*. Las! Deux ou trois heures plus tard, quand cette période de **SATIÉTÉ** est terminée, à nouveau revient le besoin. Cela dure toute la vie.

Nous ne sommes pas construits pour résister à ces demandes du robot, parce qu'elles correspondent toutes à des besoins **VITAUX**. Si l'on se refroidit, on meurt. Si l'on ne respire pas, on meurt. Si l'on ne mange pas, si l'on ne boit pas, on meurt. La **VOLONTÉ** ne peut rien contre elles. Si vous faites de la plongée sous marine, la **RAISON** exige que vous arrêtiez de respirer. Mais, si vous vous êtes un peu attardé au fond, malgré tous vos efforts de volonté, à 10cm de la surface, vous *"prendrez la tasse"*. Faites simplement l'expérience de compter combien de secondes vous pouvez rester sans respirer! Nous n'avons pas de réserves d'oxygène, simplement d'ailleurs parce que ce n'est pas nécessaire, puisqu'il est partout autour de nous. Nos réserves de graisse et d'eau nous permettent de rester assez longtemps sans manger et sans boire. Mais si la faim ou la soif traduisent un péril pour la vie, on cherchera de la nourriture dans les poubelles, ou l'on boira l'eau croupissante d'un marigot.

Le secret de la dépendance, qu'il s'agisse d'alcool, d'héroïne ou de tabac, c'est que l'on a **ENSEIGNÉ** à son **ROBOT** qu'il devait se charger de l'approvisionnement en produit. Dès lors, dès que diminue le stock de nicotine, et de bien d'autres substances contenues dans le tabac, on perçoit une véritable **FAIM** de cigarette, un besoin irrépressible de fumer. Il peut vous sortir du lit à minuit pour fouiller dans votre poubelle y chercher un mégot encore consommable. On l'a trouvé! La première bouffée déclenche une intense sensation de plaisir, *"Aah!..."*. Elle est immédiate, bien avant que la nicotine ait atteint le cerveau. Car la nicotine, même quand on avale la fumée, met environ 7 secondes pour arriver au cerveau. Or le soulagement du manque est immédiat. Votre cerveau a perçu la présence du fumée dans la bouche, les nerfs le lui ont dit. Il sait que la nicotine va arriver, que vous avez fait le bon geste pour l'obtenir, vous êtes **à l'avance** récompensé. Mais la cigarette devient de moins en moins agréable à mesure qu'elle est fumée. Le rassasiement arrive, on écrase le mégot dans le cendrier sans regret, avec même un sentiment de culpabilité. On se dit que ce serait bien si c'était la dernière. On peut même prendre la ferme résolution qu'il en soit ainsi.... Une demi-heure, une heure après, la période de satiété touche à sa fin, le besoin réapparaît.

Si ce que je décris ressemble à ce que vous ressentez, vous comprendrez que votre cerveau-robot a pris les commandes de votre consommation de cigarettes. Or, comme toutes les régulations dont il a la charge sont vitales, il vous fait ressentir le besoin de tabac comme une nécessité **VITALE.** Il croît fermement que fumer est pour vous aussi nécessaire à la vie que le boire et le manger. C'est ainsi que vous le ressentez. Si vous avez peur d'arrêter, c'est que vous ressentez l'arrêt comme une **MENACE DE MORT**. Seul votre pauvre petit cerveau raisonnable SAIT que non seulement on ne meurt pas d'arrêter, mais qu'on ira mieux et que les risques de mort s'éloigneront. Mais cette idée ne peut venir à l'esprit de votre robot. Il a un travail à faire. Bête et discipliné, magasinier serviteur zélé, il vous voit avec angoisse courir à votre perte et vous lance des appels pressants et désespérés: *"Attention, si tu ne fumes pas, tu crèves!"*.

Idées-force

Notre **CERVEAU ROBOT** contrôle ce qui est **VITAL** :
respirer, manger, boire...
Comme il contrôle le comportement de fume,
il croît que **fumer est VITAL**
C'est pourquoi il nous inspire
une peur **MORTELLE** d'arrêter.

Lorsque un approvisionnement nécessaire à la vie doit passer par des gestes:
Le **ROBOT** détecte un manque,
il génère une sensation de **BESOIN**,
qui déclenche un **COMPORTEMENT**,
récompensé par un **PLAISIR.**
Puis le **ROBOT** détecte un **RASSASIEMENT**
qui arrête le comportement
et inaugure une période de **SATIÉTÉ**
jusqu'à ce qu'il détecte à nouveau un manque....

Le seul risque que tu prends, c'est de réussir (Kikinette)

Exercice

Attendez d'avoir très envie de fumer.
Allumez une cigarette
Regardez la trotteuse de votre montre.
Combien de secondes avez vous comptées avant de ressentir la sensation de plaisir ?

¨ *Fumer, c'est bon! "*

Personne n'arrêtera de fumer tant qu'il n'aura pas compris et évalué le plaisir qu'il a à fumer. La crainte de perdre ce plaisir fait partie de la peur d'arrêter. Mais il est important d'analyser ce qui se cache derrière ce ¨ *Fumer c'est bon! "*.

Certains fumeurs disent qu'ils aiment le goût du tabac. Cela ne me semble pas suffisant pour justifier la dépendance. Tout fumeur pourra donner une liste de produits qu'il trouve meilleurs au goût que la cigarette. Une confiture, des fraises ou des cerises, un gâteau, une rondelle de saucisson, une tranche de foie gras... Il n'en est pas dépendant pour autant... Quoique le chocolat... mais on arrive à s'en passer.

Le plaisir "archaïque"

J'aime distinguer trois grandes catégories de plaisir. D'abord celui que j'appelle *"plaisir archaïque"* parce qu'il vient du fond des âges. C'est ce plaisir élémentaire de manger quand on a faim, de trouver un coin chaud quand on a froid, de respirer quand on étouffe. J'ai déjà parlé de ce plaisir, qui est à la base des régulations dont se charge notre cerveau Robot. C'est le plaisir de la cigarette quand on n'a pas fumé depuis longtemps. Pour le grand fumeur qui a éliminé pendant la nuit la nicotine et toute la chimie que lui apportait sa cigarette, c'est celui de la première du matin, parce qu'elle comble son manque aigu.

Ce plaisir n'existe que parce qu'il arrête une souffrance. Cette souffrance, c'est la cigarette précédente qui l'a provoquée lorsque son effet a disparu. C'est un peu la célèbre histoire de fous: *"Pourquoi vous tapez vous sur la tête avec un marteau, monsieur ?... Parce que c'est tellement bon quand je m'arrête!"*. La première cigarette qu'on a fumée dans sa vie a rarement apporté du plaisir. En tous cas pas cette sorte de plaisir, puisqu'on ne souffrait pas du manque! La perte de ce plaisir n'est donc rien. Comme on allume en général la plupart des cigarettes avant même d'en ressentir le besoin, la plupart n'apportent déjà pas ce plaisir, hormis cette fameuse première du matin. Encore est-il souvent gâché par le remords de l'avoir allumée et de recommencer encore un nouveau jour tabagique. Mais ceux qui recommencent à fumer après des mois d'abstinence ne trouvent pas de plaisir aux premières cigarettes, parce qu'ils ne ressentaient pas de manque physique depuis longtemps.

Combien de temps faut-il pour ne plus ressentir ce manque ? Le corps est imprégné de nicotine. La nicotine est un poison, comme d'ailleurs la majorité des poisons dont on fait des médicaments. Ils agissent en empêchant l'organisme de fonctionner naturellement, comme un barrage détourne dans un bief l'eau de la rivière pour actionner un moulin, mais aux dépens de son cours normal. Le poison bloque une partie de l'énergie de l'organisme. Celui-ci doit trouver avec lui un équilibre pour assurer quand même toutes ses fonctions. S'il n'y parvient pas, il meurt. A mesure que le poison s'élimine, il retrouve son équilibre normal, comme la rivière reprend peu à peu son cours quand on lève l'obstacle. Il y a parfois des risques à le faire brutalement. Comme la rupture d'un barrage. Contrairement à l'arrêt brutal d'alcool, d'héroïne ou de certains tranquillisants, l'arrêt brutal du tabac ne provoque pas de cataclysme. Pas de *delirium tremens,* pas de troubles aigus de sevrage, pas d'insomnies absolues ou de crises d'épilepsie. En dix heures, un grand fumeur n'a plus de nicotine dans le sang. En une semaine au plus il n'y en a plus trace dans le corps, ni d'aucun produit de sa destruction par le foie. Tout au plus ressent-il un peu d'énervement, des fringales et des besoins impérieux de fumer. Au bout de 10 à 15 jours il commence déjà à ne plus ressentir ces accès répétés de manque. Il commence à s'étonner: *"Tiens, je n'y a pas pensé de la matinée!"* C'est un **temps de cicatrisation**, pour que l'organisme retrouve son équilibre. Après 8 jours d'hôpital, l'alcoolique que l'on a connu délirant, confus, incohérent a retrouvé ses esprits. L'héroïnomane n'a plus ces frissons, ces douleurs pénibles dans les reins, ces crampes. Une semaine après une opération, on enlève les fils et la cicatrice est un peu moins sensible. Ce temps de récupération est relativement court. En quelques semaines au plus, **le plaisir archaïque** à fumer est oublié. Plus tard, des mois ou des années après, on ne reprend pas une cigarette pour combler un manque de nicotine, mais pour des raisons plus subtiles.

Le manque est une sensation de vide qu'il faut combler. C'est sans doute un des rôles de la cigarette, qu'être capable de combler **TOUS** les manques. On prend bien souvent une cigarette non pas parce qu'on en a spécialement besoin, parce qu'on manque de nicotine, mais parce qu'on sent la nécessité de combler un manque, un temps mort, l'absence d'un être cher, une attente, une incertitude. Comme il ne s'agit pas réellement d'un besoin chimique, ces cigarettes n'apportent pas de plaisir. On peut les enchaîner l'une après l'autre sans sentir ni soulagement ni rassasiement. C'est l'image classique du père marchant de long en large dans la salle d'attente de la maternité (maintenant sur le trottoir), une cigarette dans chaque main et une autre à la bouche, dans l'anxiété d'un accouchement qu'il vit douloureusement. Gérer ces manques avec une cigarette est fort commode, et n'a pas de raison de s'éteindre rapidement. Ce plaisir n'est plus un élément du circuit de récompense, c'est une habitude comportementale qu'il faudra apprendre à perdre. Il faudra trouver un autre moyen de gestion de ces manques, qui n'ont en fait rien à voir avec le tabac.

Le plaisir hédonique

C'est littéralement **Le plaisir pour le plaisir.** Le grec *hédoné* signifie plaisir. C'est le plaisir à savourer une bonne cuisine, une musique qui donne envie de danser, un spectacle, un beau paysage. Son origine est une stimulation des sens perçue comme agréable. (Cependant la perversion masochiste va jusqu'à trouver agréable de vraies tortures). La grande différence avec le plaisir archaïque est qu'il ne correspond pas à la satisfaction d'un besoin, naturel ou acquis comme celui de fumer. Il correspond à une tendance innée chez tout être humain, la curiosité et la recherche de nouveauté. L'enfant qui voit les grands et les adultes fumer se dit qu'une telle délectation doit traduire un plaisir intense. Il ne l'imagine qu'hédonique, comme un superbonbon, puisqu'il n'a pas l'expérience du manque. Comme il s'agit de *grands*, il y voit la clé d'une sorte de paradis interdit, il s'y mêle une certaine connotation sexuelle qu'il pressent. Il souffre de se sentir exclus. Les plus vulnérables sont d'ailleurs ceux qui par nature sont à la recherche de sensations fortes, nouvelles. La publicité pour le tabac cultivait ces promesses de plaisir. Elle est désormais interdite, mais le bouche à oreille suffit. Le petit voit le "grand" exhiber un paquet luxueux pour en extirper cet objet magique, avec la préciosité d'un geste déjà étudié. Il le voit jouer avec le feu, autre domaine interdit. Les avertissements qui en font un jeu dangereux le rendent d'autant plus attirant. A cet âge la transgression est exaltante, ce qui explique pourquoi l'industrie du tabac a toujours réclamé l'interdiction de vente aux mineurs, ce qu'elle a fini par obtenir par l'action souterraine de ses lobbies. C'est la perspective d'un plaisir hédonique qui attire vers le tabac.

C'est également en partie ce qui y ramène. La curiosité. Tous les marchands savent l'exploiter pour garder leurs clients ou prendre ceux des concurrents. Pour les fabricants de tabac, c'est un nouveau paquet, une nouvelle marque que l'ancien fumeur n'a pas essayée, qu'il risquerait à vie de ne jamais goûter! Mais ce peut aussi être un phénomène de mode. Sans être un précaire obligé par économie de rouler ses cigarettes, le bourgeois s'y mettra parce que ça commence à faire *style* dans un salon.

La caractéristique du plaisir hédonique est qu'on s'en lasse. Seuls les touristes s'émerveillent d'une merveilleuse plage à cocotiers. Les habitants ne la voient même plus. La musique qui vous emballait vous devient insupportable quand on n'entend plus qu'elle à la radio. Il vous faut du neuf, du plus fort. Il est difficile de faire du neuf avec le tabac. Rien n'est plus banal qu'une cigarette. On a vite fait le tour de ce qui pourrait la rendre plus attrayante et plus agréable. Le goût de miel, le parfum de chocolat, de vanille, de citron voire de menthol sont sans doute responsables de l'abandon progressif des cigarettes françaises brunes traditionnelles pour les blondes américaines. Mais je ne pense pas que le plaisir hédonique soit vraiment important pour maintenir un fumeur dans sa dépendance.

Le plaisir de transfert

C'est un plaisir **emprunté.** La cause directe n'en est pas la cigarette, mais les circonstances, l'ambiance, notre humeur ou nos sentiments quand on la fume. Ah, la merveilleuse cigarette après déjeuner, avec le café, quand on discute avec les collègues de travail avant d'y retourner. Ah!, la cigarette à l'apéro sur une terrasse ensoleillée, avec quelques amis. Et celle qu'on fume avec son amoureux, en regardant les étoiles, ou en s'échangeant la fumée dans un baiser. Si l'on était seul dans sa chambre ou à son bureau, à la même heure, la même cigarette donnerait-elle autant de plaisir ? Evidemment le plaisir tient au bonheur de l'instant, pas à la cigarette. Pourquoi donc le lui attribuer ?

D'abord parce qu'elle est un lien, une monnaie d'échange. Ce n'est pas un cadeau de valeur, il n'engage pas à reconnaissance éternelle. On s'offre la cigarette, on s'offre du feu. Elle signe l'appartenance à un groupe. On partage une même fête comme autour d'un feu de camp. On emmêle ses volutes dans une atmosphère chaude et amicale. Elle n'est donc pas **bonne** en elle-même, mais pour son rôle symbolique. Chanter en chœur aurait le même effet, sans aucun grigri.

Ensuite parce que, si l'on a oublié ses cigarettes, on ressent doublement le manque. D'une part celui des produits de la fumée, si l'on n'a pas fumé depuis longtemps. D'autre part celui de ne pas avoir en main cet objet magique, ce passe-partout de la communication. Ce manque devient une obsession. On fouille ses poches, son sac: *" Zut, je ne les ai pas !"*. Toute honte bue, on finit par mendier une cigarette à son pire ennemi. Ça y est, on l'a, on l'allume. La première bouffée lève le manque, l'obsession s'efface, on est à nouveau dans le coup, c'est le bonheur. Et l'on se dit, logiquement: *" Ah!, Qu'elle est bonne cette cigarette!"*. Mais on vient de lui attribuer un pouvoir qu'elle n'a pas! On l'a parée des plumes du paon. Je peux affirmer, sans crainte aucune d'être contredit, que la peur de perdre ce plaisir est une illusion. Quand le manque se sera estompé, quelques semaines après avoir arrêté, on retrouvera **ABSOLUMENT INTACT** le bonheur de cet instant. Il ne dépendait pas de la cigarette, c'est le manque qui l'interdisait. Observez dans un groupe celui qui ne fume pas. Est-il isolé dans un coin, en quarantaine ? Est-il refermé sur lui-même, ou plaisante t'il avec les autres ? Passé le premier étonnement, plus personne ne remarque qu'il n'a pas de cigarette à la main. D'ailleurs, s'il ne revendique pas agressivement sa position de non-fumeur, comment le distinguer de celui qui vient d'en éteindre une ? La cigarette étant un attribut d'adulte, les enfants ont ainsi tendance à surestimer le pourcentage de grandes personnes qui fument.

Qu'est ce qui est important pour être apprécié, aimé, intégré dans un groupe ? Votre esprit, vos réparties, votre culture, votre gentillesse, la façon dont vous savez écouter les autres, les mettre en valeur, ou le fait d'avoir une cigarette à la main ? Un regard, un sourire, un mot aimable auront vite naturellement remplacé l'objet symbolique de communication, sans qu'on ait à faire d'effort. On appréciait certes que vous en offriez, mais ce ne peut être à sens unique. On vous en offrait en retour. Si vous acceptiez, vous vous sentiez obligé de rendre un jour la pareille. *"Avantage détruit!"*. Dans cette partie de tennis, tout le monde est perdant, vous en premier. Si vous le jugez nécessaire, vous trouverez facilement d'autres objets d'échange, cachous, pastilles de menthe ou chocolat... Dans les réunions de travail où il devient rare de fumer, on voit ainsi arriver les gobelets, les thermos de café et les gâteaux secs.

Le "plaisir" de ne plus fumer.

C'est un des slogans par lesquels on s'efforce de présenter aux fumeurs le paradis auquel ils accèderaient s'ils ne fumaient plus, pour essayer de leur faire avaler la pilule amère. Mais ne plus fumer est-il vraiment un plaisir? Peut-on avoir un plaisir à **NE PAS**. Dans quelle catégorie rangerait-on ce plaisir négatif ? Ce ne serait pas un plaisir archaïque, qui est lié au soulagement d'un manque. Comment pourrait il survenir quand le manque a disparu ? Pour la même raison, ce ne peut être un plaisir masochiste, car il faudrait continuer à fumer pour que la souffrance du manque ne s'éteigne pas. L'état normal étant de ne pas souffrir, on oublie très vite. Il faut faire un effort d'imagination pour prendre conscience des douleurs passées. C'est **intellectuellement** qu'on arrive à se dire qu'on est mieux maintenant. Ne pas ressentir les douleurs dont d'autres souffrent est-il un plaisir ? Rationnellement, je pense qu'il est préférable de vivre dans un pays en paix que dans les ruines d'une guerre civile. En éprouvé-je un plaisir ? Ai-je un plaisir à ne pas souffrir quand je vois quelqu'un se tordre de douleur avec une jambe cassée ? Il me semble donc difficile de promettre au candidat à l'arrêt du tabac un plaisir qui puisse le pousser à entrer dans le paradis des non-fumeurs, comme les racoleurs de boites à striptease font miroiter les perspectives d'instants inoubliables.

Idée-force

Un ex-fumeur retrouve **ABSOLUMENT INTACTS** tous les vrais plaisirs qu'il attribuait à la cigarette

Exercice d'autoanalyse

1.- Essayez d'écrire la liste des plaisirs que vous apporte la cigarette.

2.- Notez en regard ceux que vous ne voudriez perdre à aucun prix.

3.- Noter en regard si vous les considérez comme archaïques, hédoniques ou empruntés.

4.- Quels sont ceux que vous perdriez irrémédiablement en ne fumant plus.

Réfléchissez et notez vos conclusions.

Exercice

1.- Fumez une cigarette lorsque vous en sentez le besoin. Fumez-la complètement, afin de satisfaire ce besoin. Comptez le nombre de bouffées que vous avez tirées, et le temps pour la fumer. Notez sur votre cahier la nature et l'intensité du plaisir qu'elle vous apporte.

2.- Allumez en une seconde **immédiatement après**. Fumez-la exactement de la même manière que la première (comparez la couleur du bout du filtre des deux mégots pour vérifier qu'ils ont été traversés par la même quantité de fumée). Avez-vous trouvé une différence de plaisir ?

Les bénéfices à fumer

Tout comme pour les plaisirs, personne n'arrêtera de fumer tant qu'il n'aura pas compris et évalué tous les bénéfices que la cigarette lui apporte. La crainte de les perdre fait partie de la peur d'arrêter. Il est donc très important pour chacun de les analyser, et de bien comprendre ce qui serait effectivement perdu, et si c'est irrémédiable.

Car objectivement la cigarette ne sert à rien. Mais c'est pour cela que, selon Richard KLEIN (*De la cigarette*, Seghers ed.), elle est esthétiquement "*sublime*". L'esthétique, c'est justement ce qui ne sert à rien, mais peut faire le prix de la vie. A quoi peut servir **objectivement** un tableau de Van Gogh vendu des millions de dollars ? A boucher une chatière ? A attiser un barbecue ?

La cigarette contact

"Auriez-vous du feu ?" C'est une manière classique d'entrée en relation. Apparemment banale, elle implique un échange beaucoup plus intime que le froid et presque administratif *"Auriez vous l'heure ?"* qui n'invite pas à poursuivre une conversation. Cela sous entend qu'on est pressé, ou qu'on a un projet immédiat dans lequel celui à qui l'on s'adresse n'a pas sa place. Demander une cigarette, c'est mendier, c'est même assez agressif. Mais le feu est immatériel. Celui qui le donne ne se prive de rien. Comment refuser ? Le demander est une proposition de partage. Partage intime et prolongé d'un acte hautement symbolique depuis l'âge des cavernes. On quémande, certes, mais on offre en échange le bonheur d'une première bouffée libératrice qui s'inscrit dans un sourire de gratitude qui désarme toute méfiance. L'autre est piégé. Comment dès lors refuser de jouer le jeu, de répondre aimablement à une réflexion banale, et de fil en aiguille…

Le développement de l'individualisme met des barrières entre les personnes. Je me souviens du temps lointain où, dans les compartiments à 8 places des 3e classe d'alors, la conversation était générale avant même que le train ait quitté la gare. Tout essai d'amorce de conversation est maintenant vécu comme une tentative d'agression, une violation d'espace privé. Demander du feu est un des rares moyens encore permis d'établir un contact sans être suspect d'intrusion. Mais on ne peut plus fumer dans les trains qui transportent désormais des zombies. Quel autre objet aurait ce pouvoir merveilleux ?

Vous connaissez tous des gens qui ne fument pas, et qui ont une facilité déconcertante pour engager la conversation avec n'importe qui. La cigarette n'est donc pas indispensable pour lever un blocage. Essayez d'analyser avec votre cahier et votre crayon les sentiments que vous ressentiriez dans ces circonstances. Et entraînez-vous. Dites vous que la personne que vous jugez distante et inabordable se sent peut être aussi isolée que vous, qu'elle serait heureuse d'une ouverture neutre, non agressive et qui n'engage à rien. La recette est vieille comme le monde: commencez par parler de la pluie et du beau temps. *"Beau temps, n'est-ce pas?"* Vous ne risquez rien. Vous sentirez dans l'intonation, la longueur même de la réponse si vous importunez ou si l'on souhaite prolonger l'entretien. Mais si le temps ne s'y prête pas, il est un sujet absolument inépuisable, utilisable avec tous. Utilisez la cigarette, mais pour en parler.... Etonnez vous du tapis de mégots sur le trottoir. Selon qu'on vous répondra: *"C'est immonde, une vraie pollution!"* ou bien: *"Maintenant, on est obligé de risquer la pneumonie en fumant dehors à tous vents"*, vous saurez à qui vous aurez affaire, et ajusterez votre discours.

La convivialité

La cigarette, c'est le partage. On retrouve un vieux copain. On est dans une soirée entre amis, enveloppés dans une atmosphère chaude de fumée. On s'offre une cigarette, cadeau mineur qu'on peut même ne pas se sentir obligé de rendre. Dans un instant de proche intimité, l'Autre se penche entre vos deux mains pour allumer sa cigarette à l'allumette que vous protégez du vent et qui lui éclaire le visage. On a travaillé chacun de son côté sur le chantier. On se retrouve à l'heure de la pause, on fume et on blague, chacun exprime sa personnalité par sa manière de fumer, de secouer la cendre. Quel outil magique que la cigarette. Est-il remplaçable ?

Une enseignante disait: *"J'ai arrêté de fumer pendant les vacances, mais j'appréhende la rentrée, parce qu'il y a deux pièces dans la salle des profs, dont l'une fumeurs. Hélas, c'est celle là où l'ambiance est la plus sympa!"*. Ça peut évidemment arriver, mais c'est celle des non-fumeurs qu'une autre aurait peut être trouvé plus sympa. Observez les non-fumeurs, les ex-fumeurs. Détonnent-ils, sont-ils renfrognés, tristes ? Cassent-ils l'ambiance ? Bien sûr, si l'atmosphère est irrespirable, ils auront tendance à s'éloigner du groupe des fumeurs. Mais, contrairement à l'alcool, la cigarette ne change pas l'humeur, ne met pas d'ambiance. On n'est pas plus gai, plus exubérant après une cigarette. On ne braille pas de chansons obscènes, on ne fait pas de bêtises, on ne perd pas son contrôle, ce qui est souvent un avantage. Quelquefois même, le fumeur tend à s'isoler, à se cacher derrière son nuage de fumée, et se place en observateur dans un groupe qui s'amuse. La cigarette n'est pas nécessaire à la convivialité. Vous ne perdrez rien en l'abandonnant. Cultivez plutôt vos talents de société.

Cigarette stimulante et cigarette détente

Si l'on pose aux fumeurs la question des effets qu'a sur eux la cigarette, 20% répondent qu'elle les stimule, les tient éveillés. C'est clairement dû à la nicotine, et c'est ce que recherchent ceux qui travaillent de nuit, qui sont de garde.

Mais pour 80%, l'effet principal est la détente, la relaxation. Ils luttent contre le stress en allumant une cigarette. Il est tout à fait paradoxal qu'un produit puisse être à la fois stimulant et relaxant. Quand on est stressé, angoissé, on est en alerte, très éveillé, attentif au moindre bruit suspect. On est aussi **tendu.** On sent ses muscles contractés, comme si l'on était prêt à la défense. Or la nicotine agit comme un stress. Comme le stress, elle accélère le pouls, élève la pression artérielle, la glycémie. Sur le cerveau, elle éveille, elle augmente l'anxiété générale. La preuve en est que le niveau d'anxiété diminue après l'arrêt du tabac. Le fumeur devrait donc être **tendu**, et non relaxé!

En fait, une des explications à cette relaxation est que la nicotine agit ailleurs que sur le cerveau. Elle stimule certains neurones de la moelle épinière, qui font baisser la tension des muscles. Si bien que le fumeur est d'un côté **psychiquement** stimulé, plus anxieux donc, mais en même temps il **perçoit** le relâchement de ses muscles. Il ressent donc une véritable détente de tout son corps, qui contrebalance sa tension psychique et soulage donc son anxiété. J'ai donné dans "La Fume" une analyse complète de ce mécanisme. Il a peut-être fait le succès publicitaire d'une grande marque de cigarettes, basé sur l'image largement diffusée d'un célèbre cow-boy. On le voit à la fois vigilant, rapide, terriblement efficace. Comme le Lucky Luke de la bande dessinée, il tire *"plus vite que son ombre"*. Mais dans le même temps, il est *"cool"*, *"relax"*, décontracté. Regard d'aigle, et nonchalance.

Le monde actuel est terriblement stressant. Il faut être rapide, efficace, *"speed"*. La cigarette apporterait donc à la fois la stimulation qui permet de répondre à cette exigence pour y survivre, et en même temps la relaxation, qui en est l'antidote et permet de ne pas trop en souffrir. Cet aspect n'est sans doute pas pour rien dans l'énorme diffusion du tabac dans des sociétés de plus en plus agressives pour l'individu. Il serait donc nécessaire de trouver relaxation et détente par d'autres moyens.

La cigarette "accessoire"

Tout comme la manière de se vêtir, de se tenir, de se coiffer, la cigarette est un moyen d'afficher sa personnalité, ce qu'on veut que les autres voient de vous, d'exprimer ses sentiments. Elle est toujours largement utilisée par les cinéastes pour révéler les traits de personnalité et les mouvements d'âme de leurs acteurs. Regardez, dans ces films, la manière sensuelle d'allumer une cigarette, de la tenir, de secouer la cendre. L'angoisse, le suspense se lisent quand elle s'allume dans l'ombre, le regard aux aguets, ou que les bouffées sont prises joues serrées, sans pause. La préoccupation, la réflexion, quand on ne cesse d'écraser mécaniquement et inutilement un mégot dans le cendrier. L'image de la détente, c'est même paradoxalement de ne pas fumer, de bavarder en se balançant sur une chaise, la cigarette se consumant entre les doigts au bout d'un bras qu'on laisse pendre, ou qui décrit des arabesques expressives pour souligner le discours. Pour les femmes, la dominante est encore souvent l'esthétique. La cigarette est un véritable accessoire de mode. Elle peut être la touche finale d'une posture étudiée que l'on veut séductrice. Mais elle peut aussi affirmer une détermination quasi virile, le dédain, ou au contraire nimber de fumée un tendre sourire aguichant.

Ailleurs, c'est quand on se sent un peu empruntée, timide, qu'on ne sait quelle attitude prendre. *"La cigarette me donne une **contenance**"*, ai-je entendu souvent, volontiers par des femmes. Voilà donc une attitude artificielle, qui au contraire est un masque. On cache sa personnalité véritable sous une image préfabriquée, donc neutre, qui ne vous dévoile pas.

Si la cigarette a pris ce rôle, c'est sans doute beaucoup à cause de la dépendance, qui fait qu'elle est présente dans presque toutes les situations de la vie. Alors il a fallu lui faire une place. Lorsque les messieurs portaient un chapeau, il avait beaucoup d'autres fonctions que de protéger le crâne des intempéries. On le gardait vissé sur la tête en croisant ceux qu'on méprisait, on le soulevait légèrement en croisant une connaissance, largement avec une inclination de tête lorsque c'était quelqu'un à qui l'on voulait montrer son respect. On le portait à l'arrière bords relevés à la Charles Trenet pour jouer le décontracté enjoué, ou sur le côté, bord abaissé au niveau des yeux pour jouer les durs ou les inspecteurs de police. Aucune raison météorologique ne justifie que les élèves gardent leur casquette en classe, sinon une manifestation de rébellion latente. Il y a donc beaucoup de manières d'exprimer sa personnalité dans ses choix vestimentaires, son maintien. La cigarette n'en est qu'une. Réfléchissez à son rôle pour vous. Est-il essentiel et irremplaçable ?

La cigarette "doudou"

C'est le refuge. Une cigarette solitaire, **maternelle,** on s'y réfugie quand on est malheureux, contrarié. C'est un repli sur soi, mais combien précieux. Quel déchirement si l'on cherche à séparer l'enfant de son doudou crasseux, même si l'on prétend simplement le laver. Mais en général, lorsqu'on a développé une personnalité adulte, capable de se défendre seule, son rôle est terminé. Il n'est plus nécessaire, on l'abandonne sans cris. On délaisse ainsi la cigarette, quand on a **réglé ses comptes avec le tabac,** qu'elle est désormais inutile. Jeter son paquet dans de grandes cérémonies symboliques n'a aucun sens. Le bureau de tabac n'est pas loin. La cigarette, ça s'**ABANDONNE** quand on n'en a plus besoin, comme on a abandonné son doudou.

La cigarette "bouche-trou"

On s'ennuie, on ne sait pas quoi faire. Tiens, une cigarette. C'est une manière d'agir, de faire quelque chose, de s'occuper les mains. Elle résout ce que j'appelle un *"bloca-*

ge d'action". Vous écrivez une lettre, la formule ne vient pas... Vous bricolez, vous tombez sur un os, la solution d'un problème n'est pas évidente, il faut réfléchir un moment. Vous étiez prêts à agir, un obstacle imprévu vous en empêche. Il y a un conflit entre la nécessité d'agir, et ne pas savoir comment. Il vous faut une pause de réflexion. Mais il vous faut évacuer ce besoin d'action. Cette pause doit être active, vous devez agir. La cigarette tient à la perfection ce rôle d'illusion d'action.

La cigarette qui lève l'angoisse

C'est paradoxal, car la nicotine agit sur le cerveau comme le stress, en faisant sécréter des hormones comme l'adrénaline. On sait d'ailleurs que le niveau d'anxiété diminue après l'arrêt du tabac. Mais on confond souvent stress et anxiété. Le stress, c'est souvent bon. Cette décharge d'adrénaline vous donne de la force pour agir, fait monter le sucre dans votre sang, accélère votre cœur, vous prépare au combat, où à la fuite. Mais que se passe t'il lorsque vous ne savez pas d'où peut venir l'attaque, et que vous ne savez donc ni qui combattre, ni où fuir ? Toute cette préparation ne sert à rien, et ce conflit entre la préparation à l'action et l'impossibilité d'agir, ce sentiment d'impuissance vis-à-vis d'une menace diffuse, c'est l'angoisse. Alors, on allume une cigarette. En même temps qu'elle détend les muscles, elle est une manière d'agir, un rituel, un sacrifice par le feu, une bataille. On la détruit, on écrase ce mégot dans le cendrier comme on achève un adversaire. Ça permet d'évacuer l'angoisse.

La cigarette "coupe-faim"

Sans doute parce qu'elle augmente rapidement la glycémie, la cigarette est un coupe-faim. Dans les camps de prisonniers de guerre, certains échangeaient leur maigre ration contre des cigarettes. Les femmes ont beaucoup le souci de leur ligne. Certaines fument essentiellement pour la garder.

La perspective de grossir est un grand obstacle à l'idée même d'arrêter. On a même signalé au Danemark que des jeunes femmes enceintes se mettaient à fumer pour ne pas prendre trop de poids pendant leur grossesse, au grand dam évidemment de leur bébé. Dans notre monde d'abondance ou l'obésité est une menace, cette idée que fumer permet de contrôler son poids mérite à elle seule d'être discutée dans un chapitre spécial.

Idées-force

La force d'une cigarette, c'est qu'elle est objectivement inutile, comme un luxe

---

La cigarette peut être un masque

Allumer une cigarette est une façon de résoudre un *" blocage d'action"*

Jeter un doudou est un déchirement.
On **l'abandonne** sans cris seulement quand on n'en a plus besoin

Exercices

Vous venez d'allumer une cigarette. Faites une pause.
En fonction de l'heure, des circonstances,
essayez d'analyser le rôle qu'elle remplit :
- Est-ce un simple manque, parce que vous n'avez pas fumé depuis longtemps ?
-Remplit-elle un des rôles évoqués dans ce chapitre ? Notez lequel.
- A t'elle un autre sens pour vous ?
Essayez de le formuler.

Faites cet exercice aussi souvent que vous le pouvez, pour bien prendre conscience de ce qui commande vos automatismes

---

J'ai certainement oublié certains bénéfices à fumer
En voyez-vous d'autres importants pour vous ?
Décrivez-les et envoyez-les moi
par e-mail: r.molimard@tabacologie.fr

J'ai peur de grossir

Encore une peur d'arrêter. Pas vitale, mais si importante, en particulier pour les femmes, sous la pression des modèles de mode. Et tout le monde est d'accord, arrêter de fumer fait grossir. Selon une étude américaine, les hommes ont pris 2,8kg, les femmes 3,8kg en 10 ans. On précise que c'est parce que les fumeurs sont plus maigres, et ne font que retrouver à l'arrêt du tabac le poids de ceux qui n'ont jamais fumé.

Ce dernier point cependant est contesté. Une étude finlandaise montrait en 1999 qu'à en juger par l'indice de masse corporelle, on ne trouvait aucune différence entre les fumeuses et les femmes qui n'avaient jamais fumé. Chez les hommes, cela dépendait du niveau d'éducation. S'il était bas, les fumeurs étaient plus minces. S'il était élevé, ils étaient plus gros. *(L'indice de masse corporelle tient compte de la différence de taille. Il est clair qu'un géant est en général plus lourd qu'un nain, sans être pour autant plus gros. Cet indice, c'est P/T2, c'est-à-dire le poids en kg divisé par le carré de la taille en mètres. Au dessus de 25, c'est un début d'obésité).* Etudier les jeunes est plus intéressant, car l'effet du tabac est plus pur: ils viennent de commencer à fumer, ils n'ont pas encore de maladies liées au tabac qui peuvent faire maigrir. Ainsi une étude sur 3000 collégiens de Londres n'a trouvé aucune différence de poids entre les fumeurs et les non-fumeurs. Pire, une étude écossaise sur 9000 sujets des deux sexes de 15 à 24 ans a trouvé au contraire que les fumeurs étaient plus gros, et que la moitié des femmes fumeuses étaient en surpoids, avec un indice de masse corporelle supérieur à 25.

Ceux qui arrêtent de fumer semblent donc différents des fumeurs et des non-fumeurs de toujours. Voici le résultat d'un sondage récent fait sur le forum d'atoute.org, sur 210 votants. Il confirme la plupart des enquêtes à ce jour :

Variation de poids	Nombre	%
A maigri	17	8,1
N'a pas grossi	35	16,7
A grossi		
1kg	14	6,7
2kg	21	10,0
3kg	22	10,5
4kg	18	8,6
5kg	18	8,6
6 à 10kg	40	19,5
11 à 20kg	20	9,5
Plus de 20kg	5	2,4

On prend donc effectivement du poids lorsqu'on arrête de fumer. Jusqu'à 2 à 3 kg, ce n'est pas dramatique.C'est même dans la fourchette des variations normales, qui font que certains ont maigri. On peut donc dire que le poids n'a pas fait vraiment problème pour la moitié des gens. Mais ce qui est curieux est que cette prise de poids n'est pas obligatoire, et qu'elle est très variable. Cela ne cadre pas avec l'idée simple que la nicotine fait brûler des calories. Elle devrait faire plus ou moins maigrir tout le monde, et tout le monde devrait plus ou moins reprendre son poids à l'arrêt. Pourquoi aussi tant de différences ? Prendre plus de 10 kg signifierait-il qu'on les aurait eus si l'on n'avait pas fumé ? Cela devrait se traduire dans la comparaison entre fumeurs et non-fumeurs de toujours!

Je vois trois explications, dont vous pourriez tirer bénéfice :

En premier, l'effet de la nicotine. Elle augmente la glycémie (niveau du glucose, c'est à dire du sucre dans le sang), plus rapidement que ne le ferait le petit déjeuner. Quand la glycémie est basse, cela déclenche une fringale et peut provoquer des malaises **hypoglycémiques**. La tête tourne, on a des sueurs, on est irritable, on peut même perdre connaissance. Or, dans une étude que j'ai coordonnée, on mesurait la glycémie au réveil le premier jour de leur tentative d'arrêt. Six semaines plus tard, ceux chez qui on l'avait trouvée basse avaient moins de succès. Ils devaient donc habituellement compter sur leur cigarette pour surmonter leur tendance naturelle à avoir des malaises hypoglycémiques, et n'ont donc pas supporté d'en être privés. C'est un temps trop court pour juger d'une différence de prise de poids. Mais si l'on n'a plus de cigarettes, le seul moyen de lutter contre l'hypoglycémie est de manger un peu plus, en particulier des sucreries. Ce sont peut être ceux là qui prennent beaucoup de poids, et quand ils s'en aperçoivent, c'est aussi pour eux une bonne raison pour reprendre la cigarette.

Si vous avez tendance à allumer très tôt une cigarette le matin; si vous avez des fringales avec des petits malaises tant que vous n'avez pas fumé, vous faites peut-être partie de ces fumeurs hypoglycémiques. Vous pouvez certes en parler à votre médecin. Il vous fera sans doute doser la glycémie (à jeun et sans avoir fumé), d'autant que ces signes peuvent traduire un diabète débutant. Mais le remède est simple: il faut que vous souteniez le niveau de votre glycémie, mais en évitant qu'elle monte trop rapidement. En effet, lorsque les sucres arrivent très rapidement dans le sang, le pancréas fabrique d'autant plus d'insuline que la glycémie est montée plus haut et plus vite. L'insuline fait baisser la glycémie rapidement en faisant rentrer ce sucre dans les cellules, où il se transforme en particulier en graisse. Si vous avez fabriqué beaucoup d'insuline, une heure à une heure et demie plus tard la glycémie sera au dessous du niveau normal. Vous ressentirez à nouveau des malaises avec une fringale, vous croquerez une pomme ou sucerez un bonbon. La glycémie remontera rapidement. Vous fabriquerez donc à nouveau beaucoup d'insuline, qui enverra ce sucre dans vos graisses, vous serez à nouveau en hypoglycémie et vous mangerez un bout de chocolat.... et vous grossirez à vue d'oeil. La solution, c'est le régime qu'on préconise aux hypoglycémiques: éviter les montées rapides de glycémie. Prenez un petit déjeuner sans sucre (café au lait, thé) avec tartines de pain, de préférence complet, avec du beurre plutôt que de la confiture. Evitez de grignoter entre les repas. En cas de fringale dans la matinée, fuir les boissons sucrées, bannir les bonbons, et tout ce que l'on appelle des *sucres rapides*, surtout avec un estomac vide. Croquez plutôt une olive, une noix, mangez à la rigueur un œuf dur, un yaourt nature! Aux repas de midi et du soir, préférez des sucres lents qui se trouvent dans les lentilles, les légumes secs. Mangez de la salade, des légumes avec des fibres qui retardent la digestion et l'absorption. Ne prenez les fruits, ne cédez à la tentation d'une pâtisserie et d'aliments sucrés qu'à la fin du repas principal. Mêlés aux autres aliments, les sucres rapides seront absorbés moins vite. Surtout, si vous voulez ne pas prendre trop de poids, ne compensez pas l'arrêt de la cigarette par une augmentation des boissons alcoolisées. Divisez plutôt par deux votre consommation habituelle.

La deuxième explication, c'est l'habitude. Même si vous n'êtes pas un hypoglycémique, vous avez l'habitude de porter une cigarette à la bouche. La montée de glycémie est ressentie comme partie du bien-être qu'elle vous apporte. Alors vous vous ferez un pain-beurre, vous croquerez un bout de chocolat, sucerez un bonbon … Attention aux bonbons sans sucre, ou aux sodas édulcorés au cyclamate ou à la saccharine. Le simple goût sucré dans la bouche fait fabriquer de l'insuline et donnera des fringales. Prenez plutôt un cachou, sucez un bâton de réglisse (n'en abusez pas cela peut donner de l'hypertension), sucez un bout d'allumette, un chewing-gum un peu usagé, éventuellement à la nicotine…

Je crois beaucoup à la troisième explication. C'est cette dame dont je parle dans "*La Fume*", qui me téléphone pour m'annoncer qu'elle ne fume plus déjà depuis un an. Elle dit combien elle est heureuse de n'avoir pas pris un gramme, alors qu'elle avait pris 10kg lors d'une précédente tentative.

C'est mon ami Jean-Louis, assez maigre, qui vient me voir se plaignant d'une douleur dans la poitrine, anxieux, terrorisé par la crainte d'un infarctus. Après avoir vu l'électrocardiogramme, je le rassure, c'est une banale névralgie intercostale. De peur, il arrête pourtant de fumer. Il prend 13kg. Après 8 ans d'abstinence, il recommence à fumer et perd ses 13kg. Quelques années plus tard, en regardant un match à la télévision, il ressent à nouveau une forte douleur de poitrine. Cette fois, c'était un infarctus. Pas très important. Il se remet très vite, et arrête de fumer: dans les années qui suivent, son poids ne change absolument pas, il reste sec et maigre.

Ces deux cas ont en commun que c'est la même personne qui avait pris tant de poids lors d'un premier arrêt, et qui ne grossit pas la seconde fois. Cela ne cadre pas avec la théorie d'un simple effet de la nicotine. J'y vois le résultat d'une évolution psychologique. Lors de la première tentative, ils n'étaient pas mûrs pour arrêter. Ils se cherchaient une bonne raison valable de reprendre une cigarette, comme ceux qui deviennent irritables, énervés, odieux à la maison. Quand on est mûr pour arrêter, cela se fait dans le calme, sans conflit interne. Ils n'étaient pas au dernier stade de leur démarche d'arrêt. Même ne fumant plus, ils n'étaient encore que ce qu'on peut appeler des **STOPPEURS**. Ils n'arrivaient à ne plus fumer que grâce à une contrainte quasi-permanente sur eux-mêmes. Pour Jean-Louis, elle était d'origine extérieure. C'était d'évidence un arrêt forcé par la peur de l'infarctus. Et le tabac, qui le connaissait sur le bout des ongles, savait que la cuirasse avait un défaut. Que s'il lui faisait prendre 10kg il finirait par craquer et reprendrait une cigarette. Il les prit. Et il craqua. Tant qu'on n'a pas **réglé ses comptes avec le tabac**, on n'est pas encore un **EX-FUMEUR**. Si l'on arrête parce qu'on a peur, à cause de la pression de l'entourage, parce que le médecin vous l'a ordonné, cet arrêt n'est pas la conséquence d'un travail personnel sur soi-même. C'est un emplâtre imposé, dont on ne songe qu'à se débarrasser.

Mais si le tabac sait que quoi qu'il fasse, vous ne reprendrez pas, pourquoi voudriez-vous qu'il vous torture pour rien ? Et l'infarctus, que Jean-Louis craignait tant, dont il cherchait à se protéger en fumant, pour se prouver qu'il était invulnérable, l'infarctus tant redouté était pourtant arrivé! Il n'était donc pas invulnérable! Pourquoi donc continuerait-il à chercher cette *protection* qui venait de s'avérer illusoire ? Pas de raison de refumer, donc pas de raison de prendre du poids, afin de se donner un bon prétexte pour reprendre une cigarette.

Les causes de variation du poids sont complexes. Elles dépassent largement les effets de la nicotine. Les enfants français sont de plus en plus obèses, suivant ce qui se passe depuis longtemps chez les petits américains. C'est le fait des modifications du comportement alimentaire, à un âge ou le tabac et son arrêt ne jouent évidemment aucun rôle. L'augmentation de poids apparemment générale à l'arrêt du tabac me semble uniquement provenir des *stoppeurs*, pas des *ex-fumeurs*. Un *ex-fumeur* ne refume **JAMAIS. Il ne prend pas de poids.**

Hormis cela, tout le monde a plus ou moins tendance à prendre du poids avec l'âge et la pression culturelle. Les images qui nous viennent d'outre-atlantique ne sont pas rassurantes. L'obésité nous menace. Peut-être une réaction à un monde de plus en plus angoissant, et aux offres d'une société d'abondance. Essayons de garder nos habitudes alimentaires traditionnelles, passons sans regarder devant les gondoles à gâteaux, à plats cuisinés des supermarchés, méfions nous des "allégés" trompeurs, zappons la publicité télévisée pour ces délices que s'ingurgitent avec des sourires de satisfaction béate des créatures à la taille de guêpe, qui seraient de véritables hippopotames si elles en faisaient leur ordinaire.

Idée-force

Qui devient **EX-FUMEUR** ne grossit pas

Exercice

Faites un petit sondage autour de vous auprès de ceux qui ont arrêté de fumer au moins 6 mois

1.- Combien de kg avez-vous pris ou perdu à l'arrêt du tabac ? : +……kg ou - ……kg

Si vous avez quelques réponses, j'aimerais bien que vous me les adressiez r.molimard@tabacologie.fr

2.- Combien de temps avez-vous arrêté ? : ……..mois/années

3.- Si vous ne fumez toujours pas, évaluez votre accord intime avec la phrase :

Totalement exclus — **Je pense que je pourrais refumer un jour** — Très possible

Profits et pertes

Il est temps de faire un bilan de ce que vous risquez de perdre en abandonnant la cigarette, et de voir si ces pertes sont réelles ou fantasmagoriques, et si elles sont irrémédiables.

Arrêter est perdre un plaisir

Arrêter, c'est perdre un plaisir. En fait, en analysant bien, un fumeur régulier reconnaît que maintenant, la plupart des cigarettes ne lui en apportent déjà plus aucun. Certaines prennent même une tonalité déplaisante. Elles se chargent de culpabilité et de remords d'avoir commencé à fumer et de ne pouvoir s'arrêter. Parfois, passé le soulagement du manque, ce goût de goudrons dans la bouche à la fin d'une cigarette n'est pas agréable du tout. Mais il y a aussi les quelques bonnes, les irremplaçables. Certaines parce qu'elles lèvent le manque quand on n'a pas fumé depuis longtemps, souvent la première du matin. Beaucoup parce qu'elles sont associées à des moments de plaisir. D'autres peut être parce qu'elles réveillent la nostalgie de souvenirs anciens qui leur étaient associés. Plutôt que la perte d'un plaisir, l'idée douloureuse est parfois de devoir renoncer à la possibilité que la cigarette puisse un jour redonner un plaisir qu'elle n'apporte plus. Comme de voir partir dans le camion qui emporte à la décharge le vieux vélo dont on ne se serait plus jamais servi, mais qui vous entretenait dans le sentiment qu'on l'enfourcherait peut-être encore un jour, ou qu'il servirait à vos enfants...

Arrêter est un deuil

Arrêter de fumer est un deuil. C'est la perte imaginaire de tout ce que l'on croyait indissociable de la cigarette. Discuter avec des amis, cigarette à la main, c'est fini.

Perdra t'on ses amis si l'on ne peut plus partager ces instants ? Que sera un café sans cigarette, un coucher de soleil avec un glaçon tintant dans un verre de whisky, sans cigarette ? Partir en vacances sans cigarettes, finir une journée, un travail sans la récompense d'une cigarette, comment cela serait-il possible ? Ce coté inutile, *cerise sur le gâteau*, en fait même toute la valeur, presque purement esthétique, tout comme l'esthétique du geste qu'apprécient les fumeuses. La dépendance, c'est aussi tout ce que l'on a appris à vivre avec une cigarette, les habitudes. Elles deviennent autant de signaux qui appellent à fumer. Le physiologiste russe Pavlov avait pendant quelque temps agité une clochette avant de mettre un peu de viande dans la bouche d'un chien. Naturellement, un chien salive quand il a de la viande dans la bouche. Mais, après un temps d'apprentissage, le chien de Pavlov se mit à saliver au seul son de la clochette, avant d'avoir la viande. Une foule de clochettes dans la journée d'un fumeur font monter en lui le besoin d'en griller une. Certaines de ces clochettes sont des situations agréables,dont il pense qu'il devra faire le deuil s'il arrête de fumer.

Arrêter est une perte d'identité

Un deuil plus grave menace celui qui arrête. A fumer tous les jours, souvent plusieurs dizaines de fois par jour, la cigarette a fini par faire partie de sa personnalité, de son **IDENTITÉ** même. Or ce qui constitue l'identité d'une personne lui est également aussi **VITAL** que le boire et le manger. Perdre son identité est ressenti comme une véritable destruction de soi. Encore une raison pour le fumeur d'avoir une peur **MORTELLE** d'arrêter. La cigarette l'aide à faire face à une foule de situations. Elle lui donne une contenance quand il ne sait comment se comporter. Elle lui est utile pour se sortir d'embarras, pour lier une relation. *"Auriez-vous du feu ?"*. Elle fait partie de ses gestes habituels. Elle lui permet de mettre un écran de fumée entre lui et un interlocuteur. Elle est un bouclier et une arme. Il s'en sert pour séduire, pour agresser, pour jouer l'indifférence. C'est un outil à tout faire. Il réagit comme fumeur. Les autres le voient comme fumeur et le lui font sentir. Finalement, lui-même se voit comme fumeur. On pourrait lire *"Fumeur"* sur sa fiche signalétique comme jadis sur les cartes d'identité *"yeux bleus, nez droit"*. Arrêter de fumer, c'est risquer de perdre une identité construite à grand peine. On a commencé à se la forger, adolescent, en choisissant de fumer. On l'a renforcée ainsi sa vie durant. C'est comme perdre son nom, ses racines, sa nationalité, son visage. C'est devenir un apatride. C'est un véritable deuil de soi-même. C'est pourquoi vous ne deviendrez **JAMAIS** non-fumeur. Le *non-fumeur* a bien de la chance. C'est une sorte de martien. Parfois il n'a jamais essayé de fumer. Il est curieux d'être aussi peu curieux. Souvent il a tiré quelques bouffées, fumé quelques cigarettes mais il n'a pas trouvé ça bon. Ça ne lui a fait ni chaud ni froid, ou l'a rendu malade. Il a satisfait une curiosité légitime, mais n'a pas accroché. Tant mieux pour lui. Mais il n'a jamais connu ce qu'une cigarette représente pour un fumeur. Il n'a jamais eu cette expérience. Elle a marqué à vie le fumeur, elle y a pris une trop grande part. Il ne peut l'oublier, se refaire une virginité de cigarette. C'est irréalisable. Il ne pourra jamais effacer cette mémoire. Avoir pour objectif de devenir non-fumeur nécessite de plus la négation, le reniement de tout ce que l'on est. On s'est construit avec la cigarette. L'idée de redevenir le *non-Fumeur* qu'on était encore au collège est une régression inacceptable, un véritable programme d'auto-destruction de sa personnalité, un retour à un état fœtal, indéterminé. C'est donc un but inaccessible, donc démobilisateur. Cette idée est un obstacle majeur à l'arrêt.

Mais est-il nécessaire de vouloir faire table rase de ce passé, comme si l'on en avait honte ? La culpabilité *"J'aurais pas dû commencer"*. Je ne puis que citer cette réflexion de Galaxxie33, glanée sur atoute.org: *"Juste pour*

info je ne regrette pas d'avoir fumé. Mes précédentes tentatives je disais "ouais j'aurais jamais dû y toucher nanana!!!", ben là c'est le contraire, je ne regrette pas cette expérience qui a fait une bonne partie de ma vie, et je suis heureuse d'en arrêter là, pour moi et pour montrer l'exemple a mes enfants, j'en suis fière rien que pour ça".
Le fumeur a un énorme avantage sur le non-fumeur. Il **sait** tous les bénéfices, les petits et grands bonheurs que peut apporter une cigarette. Il **sait** aussi ce qu'il en a souffert et ce qu'il en souffre. Il **sait** ce que c'est qu'être pris par une dépendance. Il est illusoire et idiot de vouloir se passer de cette expérience unique, de tout gommer. C'est comme détruire des archives, une bibliothèque. Comme si les mathématiciens et physiciens qui ont permis la bombe, au vu de l'atrocité du résultat, s'étaient fait faire un lavage de cerveau pour tout oublier de leur connaissance de l'atome. Tout progrès ne se fait qu'en tirant les leçons des échecs du passé. Il faut se servir des acquis, pour bâtir un meilleur nouveau. On ne peut détruire son identité sans se détruire. Mais on peut la développer, l'enrichir comme on l'a fait tout au long de sa vie. En abandonnant sa machine pour l'ordinateur, la dactylo non seulement utilise son expérience ancienne, mais l'enrichit de capacités nouvelles. Il ne s'agit pas de détruire son identité, mais de la développer en se forgeant une nouvelle personnalité d'**EX-FUMEUR**. Celui-ci sait tout sur le tabac, n'en a rien oublié, mais n'en a plus besoin pour vivre. On reconnaît d'ailleurs l'*ex-fumeur* à sa grande tolérance à l'égard des fumeurs. Il les considère avec compassion comme ses frères qui n'ont pas encore pu se dégager de leurs chaînes. Lorsqu'un ancien fumeur est agressif contre les autres fumeurs, c'est qu'il a encore à résoudre des problèmes avec le tabac. Il se **contraint** à ne pas fumer. Cette bataille intérieure contre lui-même se retourne souvent contre les autres qui lui renvoient l'image qu'il cherche à combattre en lui. L'*ex-fumeur* a dépassé ce stade. Il affiche une **grande sérénité**

Idées-force

Je ne deviendrai jamais **NON-FUMEUR,**
Un non-fumeur n'aura **JAMAIS** mon expérience de
FUMEUR
Je ne peux l'effacer. Mais je peux en tirer profit.

Être fumeur fait partie de mon **IDENTITÉ.**
J'ai peur de la perdre en arrêtant
Un **EX-FUMEUR**
n'a rien renié de son expérience de **FUMEUR,**
Il a enrichi sa PERSONNALITÉ.
Il n'a plus BESOIN de cigarette

Je ne regrette pas d'avoir fumé (Galaxxie33)

La plupart des cigarettes sont AUTOMATIQUES
et n'apportent pas de plaisir

Nombre de cigarettes par jour :
.... Nombre de cigarettes qui apportent un plaisir ....

Réévaluez votre peur d'arrêter

Pas du tout — **J'ai peur d'arrêter de fumer** — Enormément

Faites une liste par ordre d'importance
de vos peurs d'arrêter

Toto, Pavlov, Caroline et la nicotine

Depuis que l'homme s'est éduqué lui-même, a éduqué ses enfants, dressé les animaux, il utilise l'**apprentissage**. Pour cela, il manie selon les cas la carotte ou le bâton, la récompense ou la punition. Le phénomène d'apprentissage nous facilite considérablement l'existence. En faisant passer dans les automatismes des actes parfois très complexes, comme aller à bicyclette ou conduire une automobile, il nous délivre de la nécessité d'exercer un contrôle volontaire permanent qui serait moins rapide et moins efficace. Le fumeur a appris à son Robot à gérer le stock de nicotine et d'autres produits du tabac. Il a aussi appris **les gestes** de fume, qui deviennent automatiques au point qu'il réalise parfois qu'il a une cigarette à la bouche sans avoir eu conscience de l'allumer. Mais il a surtout appris à répondre à des **SIGNAUX** par un besoin de fumer. Ces signaux viennent parfois de l'intérieur. Quand on n'a pas mangé depuis longtemps, le signal intérieur est la sensation de faim. Quand on n'a pas fumé depuis longtemps, on a éliminé la nicotine et les autres produits du tabac. Le Robot le détecte et provoque le besoin de réapprovisionner, comme une véritable faim de cigarette. Mais beaucoup de signaux viennent de l'extérieur, de l'environnement. La simple vue d'un bâton levé suffit à faire reculer le chien agressif, tout comme un fumeur sent le besoin d'allumer une cigarette lorsque le café arrive après le repas, ou parce que c'est l'heure de la pause, ou parce qu'il rencontre un ami avec qui il a l'habitude d'en griller une. Or le besoin de prendre une cigarette survient fréquemment, puisque la nicotine disparaît rapidement de l'organisme (la moitié toutes les deux heures). On finit donc par associer le fait d'en allumer une à une foule d'évènements quotidiens. On s'installe à son bureau, on prend une cigarette. On sort le chien: c'est le moment d'une cigarette. On ne sait pas quoi faire: on prend une cigarette…

L'instituteur expliquait: *"Non, une association d'idées n'est ni un club de philosophes ni un parti politique. Voici un exemple:...".* Il sort de sa poche un petit mouchoir, le déploie, le lève le plus haut possible et le laisse tomber, flottant dans l'air. *"Ça vous fait penser à quoi ?".* Richard, toujours le plus prompt, lève le doigt: *"A un parachutiste qui part à l'attaque, Monsieur.". "Très bien, belle association virile".* Chantal lève le doigt *" Moi, ça me fait penser à un pauvre petit flocon de neige qui s'est perdu et qui, de désespoir de jamais revoir sa montagne, se laisse tomber comme une pierre". "Oh, mais nous avons une vraie poétesse dans cette classe ! Et toi, Toto, ça te fait penser à quoi ? ".* Toto, rougissant: *"A faire l'amour".* Silence. On se reprend. *"Oh!! Mais pourquoi donc ?"* Toto, écrevisse: *"J 'pens' qu'à ça!".*

Lorsque ces signaux exigent comme réponse un comportement commandé par le Robot, celle-ci devient impérative, domine toutes les autres pensées, tout est subordonné à sa réalisation. Toto a raison. La pulsion de reproduction est dans nos gènes. Vu ce que l'humanité fait d'elle-même et de la planète, la Raison voudrait qu'on ait depuis longtemps cessé de se reproduire. Mais les pulsions sont irrationnelles. De même, le fumeur qui vient d'arrêter *"Ne pense qu'à ça".* Tout lui évoque le besoin de cigarette. Mais, contrairement à ce que pense son Robot, la cigarette n'est pas vitale, ni pour lui ni pour l'espèce. Il est donc possible que le besoin arrive à s'estomper et disparaisse, et que les signaux perdent leur pouvoir.

Presque tout le monde connaît l'histoire de Pavlov et de son chien. Mais elle est bien souvent interprétée de travers. La façon alambiquée de l'exposer, les termes savants utilisés lui font perdre son sens profond et les leçons à en tirer. J'essaie de simplifier.

Vous mettez de la viande dans la bouche d'un chien.

Même aveugle, il salive immédiatement. Les nerfs détectent la viande dans la bouche. Ils informent le cerveau, qui ordonne alors à des glandes de produire de la salive. C'est un réflexe naturel, inné. Il a pour but de faciliter la mastication, de lubrifier les aliments qui s'avaleront plus facilement, et de commencer la digestion. Mais un chercheur aime ce qui se mesure. Il n'est pas facile de voir arriver cette salive dans la gueule. Il est difficile d'en mesurer la quantité parce qu'elle est mélangée à la viande,. C'est pourquoi Pavlov a introduit un petit tuyau de caoutchouc dans le canal qui amène la salive dans la bouche, et l'a fait ressortir à travers la peau du cou. Quand il mettait de la viande dans la gueule du chien, la salive se mettait à couler en gouttes pressées de l'extrémité du tuyau dans une éprouvette. Il pouvait en mesurer la quantité.

Pavlov a alors commencé un apprentissage. Pendant quelque temps, **juste avant** de mettre la viande dans la gueule du chien, il agitait une clochette, toujours la même. Miracle, après un nombre suffisant de **RÉPÉTITIONS**, le chien salivait dès qu'il entendait la clochette. Mieux, il continuait à le faire quelque temps même si l'on ne donnait plus du tout la viande! Pavlov a ainsi prouvé que même des effets complétement **involontaires** et **inconscients** pouvaient être obtenus par un apprentissage, en réponse à un signal dans l'environnement. Il a mesuré, et ouvert la voie à une étude scientifique de ce phénomène.

En particulier, SKINNER apprit à des rats à presser un levier placé dans leur cage pour obtenir un biscuit. Comme pour tout apprentissage, l'essentiel est la **répétition.** Le rat a faim, il est curieux, il explore sa cage, il circule. Par hasard, il met une patte sur le levier. Un distributeur libère alors un mini-biscuit. Au début, le rat ne fait pas le lien, mais comme cela se reproduit toutes les fois qu'il monte sur le levier, il comprend assez vite qu'un biscuit arrive quand il le presse. Si l'on met dans la cage un deuxième levier qui n'a aucun effet, il sait très vite choisir le bon. Mais on peut compliquer la tâche. Le rat peut ainsi apprendre que le levier ne devient efficace que lorsqu'on le presse plusieurs fois, ou lorsqu'une lampe s'allume. Nous sommes ainsi environnés d'une multitude de signaux qui nous préviennent de l'arrivée d'évènements. Nous associons par apprentissage ces évènements à ces signaux.

Des rats ont ainsi appris à s'injecter des drogues, morphine, cocaïne. Assez rapidement ils comprennent quel levier leur apporte une sensation. Ils doivent la juger plaisante, puisque dans mon laboratoire ils se mettent à le presser jusqu'à 300 fois par jour pour la cocaïne.

On a évidemment cherché à ce qu'ils s'injectent de la nicotine, puisqu'elle est réputée être **LA** drogue du tabac. J'ai essayé avec plusieurs centaines de rats. Je n'en ai jamais vu un seul s'injecter de la nicotine. D'autres chercheurs ont réussi, mais en s'entourant d'une foule d'artifices. D'abord sélectionner des races de rats très sensibles à la nicotine. On choisit par exemple ceux qui circulent davantage dans leur cage lorsqu'on leur en a injecté. Ensuite on n'utilise dans ces races uniquement ceux qui circulent le plus.

Puis vient l'apprentissage. On peut commencer par leur enseigner à presser un levier pour s'injecter de la cocaïne, puis on remplace peu à peu la cocaïne par la nicotine. Caroline COHEN, qui a préparé sa thèse de sciences dans mon laboratoire et travaille maintenant dans un centre de recherches pharmaceutiques, a fait une expérience que j'estime très instructive. Elle a choisi des rats d'une race sensible. Elle a sélectionné ceux qui s'agitaient le plus lorsqu'on leur injectait de la nicotine. Elle les a mis à jeun le soir pour qu'ils arrivent affamés le matin dans la cage d'expérience. Elle était équipée d'un levier-actif qui distribuait des mini-biscuits, et d'un levier-témoin qui était sans effet. Les rats ont vite appris à presser le bon levier. Alors elle a changé son rôle. Il n'a plus fait distribuer des biscuits, mais commandé une injection intraveineuse de nicotine diluée dans de l'eau (légèrement salée pour être injectée sans problème). Les rats se mirent à le presser jusqu'à 5 fois plus souvent que le levier-témoin qui ne faisait injecter que l'eau. De ces rats elle a fait deux groupes. L'un continuait à recevoir la nicotine, l'autre simplement l'eau. Elle a alors associé à la pression des leviers-actifs un spectacle son et lumière pour rats: une lampe s'allumait pendant une seconde tandis qu'un son retentissait, puis l'injection arrivait. (Le levier-témoin ne faisait injecter que l'eau, sans aucun spectacle). Après une dizaine de jours, les rats recevant la nicotine ont continué à presser leur levier, sans changement, mais ceux qui recevaient l'eau n'ont pas jugé le spectacle suffisamment intéressants pour le presser plus souvent que le levier-témoin.

Un chercheur moins averti que Caroline aurait conclu que les rats étaient vraiment dépendants de la nicotine. Elle non. Elle a supprimé la nicotine, les deux leviers ne faisaient plus injecter que de l'eau. Et le miracle est arrivé: Pendant **DEUX MOIS** les rats ont continué à presser ce levier **uniquement pour avoir le spectacle son et lumière!** Ils continueraient sans doute encore si elle n'avait pas arrêté l'expérience. De plus, ils se sont mis à **AUGMENTER** au fil du temps le nombre de leurs appuis, jusqu'à 50% de plus que quand il donnait de la nicotine. Ce n'était pas un attachement au levier: quand elle a supprimé le spectacle, les pressions se sont faites de plus en plus rares, pour devenir identiques sur les deux leviers en une quinzaine de jours.

Cette expérience démontre que la nicotine n'est pas nécessaire au maintien d'un comportement. Plusieurs travaux aux USA ont montré que la nicotine seule, même injectée par voie intraveineuse, diminuait moins le besoin de fumer que des cigarettes sans nicotine. Les fumeurs préfèrent ces cigarettes aux gommes à la nicotine. Mieux, en ces temps de prohibition de la fumée dans les pubs, de fausses cigarettes que l'on n'allume pas et qui ne contiennent ni tabac ni nicotine ont un certain succès commercial. On se contente de manipuler ces tubes en plastique, imitant parfois le papier pour faire plus vrai, et d'en aspirer des arômes de vanille, de menthol ou d'herbes diverses.(Ciganot, Yixing Herbal Cigarettes, Smoker's Option).

On peut comprendre que des rats aient appris à s'injecter la nicotine dans ces conditions expérimentales, puisque c'était le même levier qui leur donnait le biscuit alors qu'ils étaient affamés. Leur glycémie était donc certainement basse. Or la nicotine a un peu le même effet que le biscuit, elle augmente la glycémie. Cela peut expliquer pourquoi ils se mettent à appuyer pour s'injecter la nicotine. Mais pourquoi continuer, uniquement pour le son et lumière, alors qu'il n'y a plus de nicotine ? J'avance une hypothèse qui éclaircirait le mystère de la dépendance. Elle pourrait expliquer pourquoi la nicotine a tout compte fait si peu d'importance, quand les situations qui appellent à fumer en ont autant, et pourquoi elle est indispensable à l'acquisition de la dépendance.

"Oh temps, suspends ton vol..."

Inexorablement, le temps s'écoule. Une des particularités de l'Homme est qu'il a toujours eu le rêve de l'arrêter, de le fixer. Les fresques rupestres, l'écriture, les livres, les statues, les dessins, la peinture, la photographie sont ces tentatives désespérées pour que tout ne soit pas emporté dans le néant par le long fleuve de la vie, pas toujours tranquille. Mais avant ces extensions artificielles de mémoire, nous portions déjà en nous cette nécessité de se faire des points de repère, comme un danseur de valse fixe successivement l'orchestre, le bar, l'entrée, avant que, l'œil fixe, il regarde passivement dans un vertige défiler devant lui une bande indistincte multicolore.

Chacun a dans sa vie des **ÉVÈNEMENTS MARQUANTS**. En général, c'est parce qu'ils ont provoqué une émotion forte, ou un stress important. Une explications est que le cerveau a été à cette occasion inondé par des hormones (adrénaline et noradrénaline), qui vont fixer ces évènements dans la mémoire. Cela rappelle un peu les photos que l'on prend au cours d'un voyage. Au bout d'un certain temps, on a oublié les détails du voyage. Les souvenirs finissent par se résumer à la succession des photos, que l'on se repasse avec plaisir. La répétition stabilise dans la mémoire ces évènements repères, et les enfants nous lassent souvent avec leurs jeux répétitifs. Ces repères sont rassurants, et indispensables à notre équilibre dans un environnement mouvant.

Or la nicotine agit tout à fait comme le stress. Elle inonde le cerveau d'adrénaline et favorise la mise en mémoire. Elle aurait donc permis aux rats d'y graver l'évènement **son et lumière.** Elle est donc nécessaire pour faire associer dans le cerveau la pression sur le levier et le spectacle. Mais une fois l'association faite et consolidée par répétition, son rôle est terminé. Le spectacle pour un rat n'est pas suffisamment intéressant pour qu'il soit un **événement marquant,** mais sa répétition en présence de nicotine en a fait un **ÉVÉNEMENT MARQUÉ.**

Les circonstances diverses où l'on fume sont donc des **évènements marqués**. Marqués, car ce n'est pas la situation elle-même qui provoque le marquage, c'est l'action d'un objet extérieur, la cigarette. Mais, dans ce cas, fumer **FAIT PARTIE** de la situation gravée, la cigarette est dans le tableau, elle est sur la photo. On reproduira avec plaisir cette situation, mais on ne la dissociera pas de la cigarette. Elle aussi sera gravée dans la mémoire. Si le photographe vient toujours se mettre sur la photo, il devient l'élément constant de toutes les situations photographiées, donc le plus important. C'est ce qui fait la célébrité des présentateurs de journal télévisé, ou d'animateurs d'interviews, qui éclipse celle de leurs invités.

L'intéressant dans le travail de Caroline, c'est que les rats qui continuent pendant plus de 2 mois à appuyer sur leur levier uniquement pour avoir leur spectacle son et lumière, alors qu'ils n'ont plus de nicotine, **AUGMENTENT** peu à peu la fréquence de leurs appuis. On sait que la nicotine ***freine*** la consommation de cigarettes, et qu'elle n'est pas appréciée par les fumeurs. Tout se passe donc comme si elle avait été indispensable pour mémoriser, marquer la situation, mais était ressentie par la suite comme une intruse, parasite, empêchant le plein développement du comportement. Un peu comme on apprécie au début la présence du copain qui vous a fait rencontrer votre copine, mais au bout d'un certain temps on trouve qu'il s'incruste un peu, et qu'on serait bien mieux seul avec elle .

Un fumeur me disait ainsi avec quelque regret d'avoir repris que, lors de sa dernière tentative, il avait été surpris de l'intensité inconnue avec laquelle il avait vécu des instants agréables, comme apprécier un paysage, écouter de la musique. Comme si la cigarette aurait été **de trop** en ces moments. C'est tout à fait opposé à ce que craignent les fumeurs, qui se disent: *"Comment pourrais-je vivre et apprécier ces instants de bonheur sans cigarette ?"* .

Idée-force

Un évènement habituellement associé à une cigarette peut stimuler le besoin de fumer aussi fortement que le manque de cigarettes.

Il devient un **évènement marqué.**

Evaluations

Evaluez l'intensité du besoin de fumer que peuvent déclencher chez vous:

Pas du tout — **Boire un café** — Enormément

Pas du tout — **Prendre un verre** — Enormément

Trouvez d'autres circonstances qui vous sont personnelles et évaluez les de la même manière

Evaluez votre force de caractère

Pas du tout — **J'estime avoir de la volonté** — Enormément

La Volonté

La plupart des fumeurs pense encore que s'arrêter nécessite une forte volonté. Il suffirait de prendre un jour une ferme décision, et s'y tenir. C'est aussi l'idée des non-fumeurs. Ils ne comprennent pas qu'on puisse être assez stupide pour s'accrocher à un comportement aussi dangereux et dénué d'intérêt. Ils méprisent un peu les fumeurs pour leur faiblesse. Cela traîne encore dans beaucoup de conseils donnés aux fumeurs au non *du bon sens*. Les fumeurs en concluent hélas bien souvent qu'ils ne sont pas à la hauteur de cette tâche impossible. Ils se méprisent eux-mêmes en secret. Ils ne s'aiment pas pour cela. Et cela les renforce dans leur tabagisme, car pourquoi ferait on un effort pour quelqu'un qu'on n'aime pas ? Autant qu'il crève dans son vice! Petit à petit cependant, une idée fait son chemin, aussi bien parmi les tabacologues que dans le public. Il faut évidemment le vouloir pour s'arrêter, mais la **simple volonté ne suffit pas**. Certains s'arrêtent, sur qui l'on n'aurait pas misé un sou qu'ils réussiraient. D'autres, dont on admire par ailleurs l'énergie, se débattent dans des essais infructueux. Pire, d'autres renoncent à l'avance, camouflant leur défaitisme sous le fallacieux prétexte qu'il aiment fumer. Ils le clament haut et fort, et ne voient donc aucune raison de s'en passer.

La définition commune d'un acte volontaire, c'est appliquer une décision suite à un raisonnement logique. Je resterai donc dans cette définition de la volonté. Pour comprendre pourquoi elle n'est pas efficace pour faire arrêter de fumer, il faut analyser à quoi elle sert. Elle sert à s'**ADAPTER.** Autour de nous, tout est en changement perpétuel. L'avenir immédiat n'est pas souvent prévisible. A chaque instant se posent des problèmes à trancher. Sortir en bras de chemise ou prendre un manteau ? Prendre la voiture ou partir à pied ? Traverser la rue tout de suite ou au prochain feu ? Irons-nous en vacances à la mer où à la montagne ? Je me marie ou je prends un PACS ? Tout ceci nécessite une constante **adaptation** à un environnement, aux circonstances extérieures fluctuantes. Un robot ne sait pas faire. Il ne peut que répéter obstinément un programme, sans réfléchir, sans le critiquer, même s'il peut commander des gestes complexes. La nuit, il peut nous faire repousser les couvertures sans nous réveiller pour régler notre température. Il peut même automatiquement nous faire prendre un pull qui traîne, mais pas choisir entre le pull ou monter le chauffage. Un robot nous enchaîne par sa mécanique. Il ne sait pas *"Peser le pour et le contre"*.

Car la seule chose vraiment difficile dans la vie, c'est **LE CHOIX**. Toute une partie de notre cerveau est consacrée à cela. C'est le cerveau conscient, le cerveau de la raison. Mais il ne suffit pas d'avoir des possibilités de choix. C'est évidemment un préalable à la liberté. On n'est pas libre quand *"On n'a pas le choix"*. Cependant choisir est ardu. On n'est pas plus libre quand on a *"l'embarras du choix"*. Qui n'a longtemps hésité avant de se décider à acheter le moindre appareil ménager, quand les rayons sont pleins de marques différentes ? On compare les prix, les performances... et l'on ressort souvent les mains vides, sans avoir fait son choix. Tout le travail du Cerveau-Raison est de faire *le meilleur choix.* La rançon de ce fonctionnement est qu'il faut analyser l'un après l'autre les avantages et inconvénients de chaque possibilité, puis comparer. Le travail est difficile. La conséquence est que notre cerveau raisonnable ne peut penser à deux choses à la fois. Quand on pense au **Pour**, on ne peut pas penser au **Contre**. A table, on ne peut participer simultanément à deux conversations sur des sujets différents. Quand, dans un débat télévisé, tout le monde parle en même temps, cela devient incompréhensible. Un bon animateur fait exposer à chacun son idée, chacun à son tour. On ne peut concentrer son attention que sur un seul sujet, puis sur un autre, un peu comme quand, dans une nuit noire, on cherche son chemin avec une petite lampe de poche. Comme tout change sans arrêt, on ne peut avoir en permanence uniquement l'idée fixe de **ne pas allumer une cigarette.** Il faudra bien s'occuper d'autre chose, porter son attention ailleurs... Ce **CERVEAU RAISON** peut donc prendre une décision, mais il lui est impossible de surveiller son exécution. La conséquence est qu'il n'aura jamais la vigilance constante pour efficacement contrôler qu'on ne fumera pas.

Le robot fonctionne différemment. Sa vigilance est sans faille, permanente. Mais de plus il peut surveiller des milliers de tâches à la fois. Ce n'est pas parce qu'il règle ma température qu'il oubliera de régler ma tension artérielle, de faire sécréter mes hormones, de me faire respirer. Il a vue sur tout. Si parmi ses rôles multiples il doit régler mon approvisionnement en tabac, dès que mon cerveau raisonnable aura porté son attention ailleurs, j'aurai une cigarette aux lèvres avant d'avoir eu le temps de réfléchir. On ne peut avec sa raison lutter contre un robot. Appelez au téléphone. L'automate répond *"Il n'y a pas d'abonné au numéro que vous avez demandé!"*. Essayez de discuter, de dire qu'on vous donne donc le nouveau numéro de votre correspondant. Inlassable, l'autre répond *"Il n'y a pas d'abonné au numéro que vous avez demandé!"*. Qui va gagner ?

La volonté pure n'a donc aucune chance de triompher. Mais ces deux cerveaux, le Robot et le Raisonnable ne peuvent à eux seuls expliquer la dépendance. Comme fumer n'est d'évidence pas raisonnable, personne n'essaierait. A l'opposé, si l'on vous avait rendu dépendant en vous forçant à fumer (ce résultat n'est pas certain), votre cerveau raisonnable serait incapable de vous faire arrêter. Pourtant il y a des gens qui arrêtent. Ces deux cerveaux ne suffisent donc pas, il en faut un troisième. C'est le **CŒUR.** Pas le muscle, mais le cerveau qui s'exprime par le désir ou le rejet. C'est le siège des sentiments, l'amour, la haine, l'envie, la passion, le dégoût, la répulsion, l'affection...

Le coeur

Les sentiments sont durables. Contrairement au cerveau raisonnable, son action peut persister longtemps. Vous êtes de mauvaise humeur toute la journée. Il vous faut faire un effort pour comprendre que cela vient d'une simple réflexion désagréable qu'on vous a faite le matin. Il y a des amours éternelles, et des haines tenaces. Dans *"Les lettres de mon moulin",* Alphonse Daudet raconte l'histoire de la mule du pape qui avait ruminé pendant 7 ans le terrible coup de sabot vengeur qui avait envoyé *"Dieu-sait-où"* son ancien tortionnaire, le sinistre Tristet Vedène. Sept ans, c'est long pour une mule. Le cœur nous dit *"J'aime..."* ou *"J'aime pas..."*. Qui n'a en tête la célèbre formule de Pascal *"Le cœur à ses raisons que la raison ne connaît point; on le sait en mille choses"*. La raison et le sentiment sont souvent en conflit. *"Vois-tu mon fils, tu devrais regarder la fille du voisin. Ils ont un champ à côté du notre, vous achèteriez un tracteur..."*. Et le fils: *"...J' l'aim' pas!"*. Ou bien *"Qu'as-tu ma fille à tourner autour de ce garçon, il boit, il fume, il se drogue, il joue, il se bagarre et c'est un coureur de jupons..."*. Et la fille, les yeux au ciel :*"Je l'èèème!"*.

Le cœur est le seul véritable moteur de nos actes. Ceux qui veulent entraîner les foules ne s'y trompent pas. Quand dans un débat télévisé des hommes politiques s'envoient au visage des statistiques et des bilans où ils jonglent avec des milliards d'euros, ce que personne ne peut se représenter, ils ennuient tout le monde et on zappe. Mais s'il sait faire appel à la pitié, à la révolte, à la grandeur de la France, à la peur, s'il sait rejeter l'intelligence et la raison comme un jouet pour intellectuels et donner le sentiment qu'ils ressent lui-même l'émotion qu'ils suscite, le plus médiocre des gourous peut devenir un dangereux dictateur et entraîner son pays au désastre.

Il y a une **Volonté du Cœur**. C'est le **DÉSIR** qui la commande. Elle n'est pas rationnelle. Elle se contente d'agir, mais ne se décide pas. C'est une **PULSION**, qui ressemble de très près aux BESOINS que produit le cerveau Robot. Elle peut être aussi exigeante. On résiste très mal à la passion. Elle peut même dominer les instincts vitaux dont le robot a la charge. *"Il était tellement amoureux qu'il en perdait le boire et le manger"*. Bien que ce soit rare, des irlandais et des kurdes ont démontré que des grèves de la faim peuvent aller jusqu'à la mort. Quelle passion et quelle déraison faut-il pour aller se faire exploser au milieu d'une foule! Cette volonté aime prendre le masque de la raison, mais ce sont des raisons qu'on se donne après coup, pour justifier un choix qui n'est qu'un coup de cœur, une toquade qu'on pourrait regretter. Alors on l'habille d'arguments logiques. On **rationalise**.

Ce n'est pas le besoin de nicotine qui fait prendre la première cigarette, ni évidemment la raison. Ce sont des pulsions affectives, la curiosité, le désir, la soif de connaître. Mais aussi, quand on commence à sentir que la protection des parents manquera un jour, la recherche du soutien affectif que pourra apporter le groupe générationnel de ceux qui seront vos compagnons de vie.

Le **ROBOT,** le **RAISON** et le **CŒUR** sont des centres d'activité différents de notre seul et unique cerveau. Ils ont une grande autonomie mais sont évidemment liés, s'influencent réciproquement. Chacun peut dominer les autres si la fonction qu'il doit remplir est en péril. Le ROBOT a souvent le dernier mot: *"Ventre affamé n'a point d'oreilles"*. Mais la Raison peut faire endurer la faim ou calmer des élans passionnels. Il est instructif de prêter l'oreille aux dialogues qui s'installent en nous entre ces trois forces, de démêler la part de chacun dans ce qui deviendra une action, que l'on appellera comportement, acte volontaire ou acte passionnel selon le cerveau qui aura triomphé dans ce combat intérieur. Bien souvent la solution sera heureusement un compromis équilibré.

Le chiffre 3 est magique. Il est à la base de tout véritable équilibre. Essayez de faire tenir une chaise sur un seul pied, sur deux… A trois pieds, un tabouret est **TOUJOURS** stable, même si le sol est inégal. Plus de trois pieds, c'est toujours bancal. Même si le sol est parfaitement plat, il y a presque toujours un pied de la table qu'il faut caler. Un triangle est indéformable. A quatre côtés, une infinité de formes est possible. L'espace est à trois dimensions. Montesquieu fait reposer la stabilité d'une démocratie sur la séparation et l'autonomie des trois pouvoirs, législatif, exécutif et judiciaire. Si l'un deux en domine un autre, ce superpouvoir prendra obligatoirement l'ascendant sur le troisième. C'est l'absolutisme, l'arbitraire, la dictature. S'il y a davantage de centres de pouvoir, c'est la confusion, l'anarchie et l'inefficacité. Notre équilibre nécessite l'intervention harmonieuse de nos trois cerveaux. Si l'un d'eux domine, c'est la folie

Arrêter de fumer nécessitera l'intervention de ces trois forces.

Idées-force

La **RAISON** permet de faire des **CHOIX**,
pour prendre des **DÉCISIONS**
Pour avoir un effet durable, une décision ne peut compter sur la seule VOLONTÉ
La **VOLONTÉ** n'est pas capable d'assurer le contrôle permanent que nécessite l'arrêt du tabac

---

La VOLONTÉ DU CŒUR, qui est durable, provient du DÉSIR, qui n'est pas commandé par la RAISON

Le CŒUR est le véritable moteur de nos actes
Nul n'arrêtera de fumer s'il n'en a pas le DÉSIR

La volonté, c'est se forcer en permanence à ne pas se faire plaisir
(TARTINAH)

Evaluations

Mesurez votre accord avec les phrases suivantes:

Pas du tout — **Il FAUDRAIT que j'arrête de fumer** — Absolument

Pas du tout — **J'ai ENVIE d'arrêter de fumer** — Enormément

Exercices

Regardez votre montre, gonflez vos poumons
et arrêtez de respirer
Faites preuve de volonté.
Tenez le plus longtemps possible.

Vous n'avez même pas tenu une heure. C'est donc que vous manquez de volonté ?

Pensez à une action que vous avez réalisée aujourd'hui.
Essayez, en pourcentage, d'attribuer la part qu'y ont pris
- Un besoin correspondant aux demandes du Robot
- Un raisonnement logique
- Un désir ou un rejet venant du Coeur

Après une telle analyse, comparez avec l'idée que vous aviez des motifs de cette action

Partir en exploration (de soi-même)

Fumer est tellement intriqué avec ce que l'on est profondément, son identité, sa manière de réagir, ses plaisirs et ses peines, qu'il est illusoire de vouloir se passer d'une cigarette sans avoir bien compris ce qu'elle représentait pour son propre équilibre.

C'est pourquoi une descente de spéléologue dans les profondeurs de soi-même est essentielle. Pour cela, il faut un équipement spécial: un crayon et du papier. Il faut aussi que personne ne puisse lire par-dessus votre épaule vos pensées intimes, ni retrouver le papier où vous les aurez écrites. Si vous avez quelque doute à ce sujet, les pensées importantes ne sortiront pas. Mais si vous êtes certain que cela restera entre vous et vous, alors elles viendront sur le papier. Vous pourrez alors les considérer calmement, de l'extérieur puisque vous les aurez sorties de l'abîme. Le plus sûr, si vous pensez qu'elles ne sont pas montrables à tous, est alors de détruire le papier sur lequel vous les aurez écrites. C'est pour cela que votre cahier doit avoir des feuilles détachables. Vous pouvez évidemment écrire avec un stylo, un bic, voire utiliser un ordinateur, si vous êtes certain que personne ne pourra accéder à votre fichier, qu'il est bien protégé.

Détruire la feuille ne vous fera pas oublier les pensées que vous lui avez confiées. Elles sortent de vous, vous les avez ravivées, analysées, vous les retrouverez quand vous voudrez. Ne cherchez pas à faire une œuvre littéraire. C'est uniquement pour vous que vous écrivez. L'essentiel est de pouvoir vous déchiffrer. Vous relirez le papier, pour savoir ce qui est important et demandera une réflexion supplémentaire, et vous reviendrez sur le sujet. Vous jugerez alors ce qui risquerait de trahir des pensées ou des faits trop intimes pour que vous preniez le risque que ce papier tombe dans d'autres mains. Après cette relecture, vous détruirez les feuilles qu'il vous gênerait de garder. Mais il vaut mieux à l'avance vous engager à les détruire toutes systématiquement, quoi que vous ayez écrit dessus. Cela vous donnera plus de liberté. Si vous le jugez bon, rien n'empêche que vous notiez alors sur la feuille suivante deux ou trois mots qui n'auront de sens que pour vous, comme un code qui suffira à vous rappeler ces idées.

Attention, ne considérez pas qu'une pensée soit banale et ne mérite pas d'être notée! Rien ne vient simplement par hasard. Les choses les plus importantes avancent souvent masquées. Si, en regardant bouillir la soupe, vous voyez flotter un fil, ne vous dites pas *"Bof, c'est sûrement un filament de poireau"*. Attrapez le, tirez doucement, sans risquer de le casser... vous sortirez peut être un vieux chiffon à vaisselle que vous y avez jeté par mégarde avec les légumes. Ce sont les petits indices qui mettent Sherlock Holmes ou Hercule Poirot sur la piste des criminels.

Laissez aller votre plume **SANS RIEN CENSURER,** même ce qui pourrait vous paraître indicible, voire monstrueux. Tout un chacun a des monstres en soi, ce n'est pas pour autant qu'il n'arrive pas à les contrôler. Mais il vaut mieux pour cela les regarder en face. Partez de situations où vous fumiez, où vous fumez. Parlez des cigarettes qui vous ont paru importantes dans votre vie, qui vous ont apporté du plaisir, une consolation, celles qui sont attachées à une relation marquante. Essayez de détricoter tous ces liens. Alors vous comprendrez peu à peu le rôle exact qu'a joué la cigarette pour vous, ce qui lui revenait réellement, et ce que vous lui avez attribué. Elle a pu jouer celui d'une béquille lors d'un accident de la vie, mais une fois la fracture réparée, la béquille est elle encore utile ? Si vous pensez qu'elle l'est toujours, examinez vous pour savoir ce qui reste encore de la blessure, et si vous ne pourriez pas quand même vous passer de prothèse.

Sous un pseudonyme, vous pouvez également soumettre vos réflexions et vos interrogations aux réactions d'autres fumeurs qui s'expriment sur un forum comme atoute.org. Se sentir moins isolé, ce type d'échanges avec d'autres dans la même galère peut apporter à certains des réponses et un soutien.

Ce travail sur vous vous aidera à mûrir, à modifier certaines visions de votre vie, à résoudre des problèmes que vous préfériez cacher derrière un écran de fumée. Cela fera partie du changement de personnalité, et de son enrichissement, qui caractérise la défume.

Idée-force

La cigarette est une **PROTHÈSE**

Exercices

1.- Faites une liste des situations où la cigarette est pour vous une prothèse

2.- Isolez vous…Prenez du papier et un crayon… Partez en exploration….

Résumez vos découvertes….
Cigarettes-souvenirs…Cigarettes-défense…
Cigarettes-doudou…etc…

Deuxième partie

On passe à l'acte

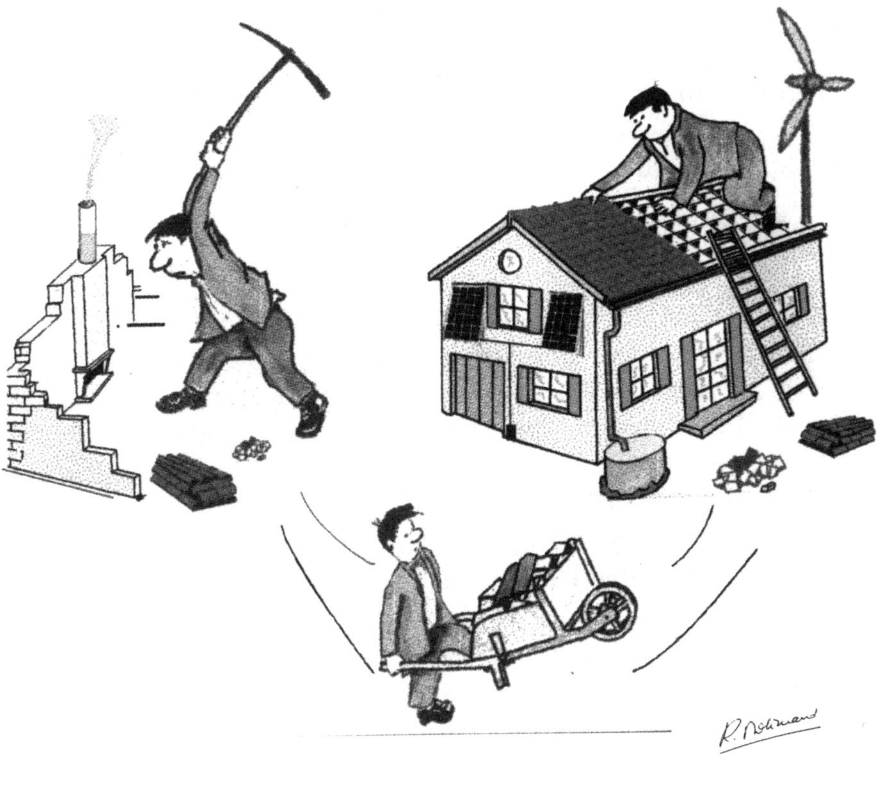

Sans rien perdre de son passé de fumeur, en l'utilisant pierre par pierre, il s'agit de se construire une nouvelle personnalité, plus riche, où l'on n'aura plus besoin d'une cigarette que l'on considèrera désormais comme un "doudou" devenu inutile.

Les outils

Le problème n'est pas tellement d'arrêter de fumer. Le préalable essentiel est d'arriver à vaincre cette peur de l'arrêt qui vous empêche de le faire. Vous devez d'abord vous convaincre que non seulement il y a une vie après le tabac, mais que vous **NE PERDREZ ABSOLUMENT RIEN** de ce que vous pensiez que vous apportait la cigarette. Le but de la première partie était de vous amener à y réfléchir.

Après, il faut passer à l'acte...Seul votre cerveau peut vous aider à sortir du mauvais pas où vous vous êtes fourré. Mais vous savez maintenant que votre cerveau unique est en fait triple. Sur lequel donc pouvez vous vous appuyer ?

Le cerveau Raison

Avoir l'accord de son cerveau raisonnable est d'évidence une condition nécessaire pour arrêter de fumer. Il faut être persuadé dans sa tête que ce serait une bonne chose. Les motifs **Pour**, doivent être plus forts que les motifs **Contre**. Les journaux, la télé, la radio font des tableaux plus noirs les uns que les autres des catastrophes du tabac sur la santé. On parle aussi beaucoup des bénéfices à respirer l'air pur, des dégâts du tabagisme passif et des manipulations de l'industrie du tabac. La liste des motifs valables d'arrêter est impressionnante. Curieusement, l'un d'eux n'est pratiquement jamais abordé, comme si notre société en avait honte. C'est la quantité d'argent qu'engloutit un fumeur uniquement pour ses cigarettes. Deux paquets par jour dans un ménage où rentre un SMIC, c'est trois mois de salaire par an! Rien que pour le tabac!

Je cite Gaby, qui s'exprime sur le forum atoute.org, et qui a déjà adopté mon néologisme de défume: *" Le pot de confiture en verre posé à la cuisine est sympa, rempli qu'il est de*

10 euros par jour de la défume (entamé tout de même de restos à tous les copines et copains, enfants, mari, et parents, et oui eux aussi, et achat d'un PC pour le mari et diverses choses, malgré tout cela je vois encore quelques billets au travers, il faut dire que j'ai fait les comptes des économies, pour moi seule le montant s'élève à plus de 5000 euros – évidemment tout ce que je viens de citer).....Ça pèse quand même dans la balance .... et çà laisse rêveuse, tout çà fait que je tiens toujours."

La peur du cancer est un fantasme qui repose sur un risque lointain, incertain, dont on peut se protéger en se cachant la tête sous l'aile pour ne pas voir. Au contraire, la plaie d'argent est là, minime mais quotidienne. On s'y est habitué, on ne la voit plus. Pourtant, c'est le robinet qui fuit goutte à goutte qui fait les énormes factures d'eau! Moins risquer le cancer si l'on s'arrête est à l'opposé un bénéfice. Mais il est aussi imaginaire, statistique, fantasmatique, que la peur d'en avoir un. Certes le bénéfice financier à arrêter est minime, mais il est quotidien, concret, palpable, de ces petits ruisseaux qui font les grandes rivières. Ne plus être l'esclave qui entretient l'opulence de monstrueuses multinationales par son travail, au prix de sa santé, est un motif puissant qui à lui seul devrait faire arrêter tout de suite. Mais on ne peut compter sur le cerveau raisonnable pour cela. Il dit ce qu'il **faudrait** faire, mais il n'est pas capable de suivre et de contrôler l'application de ses décisions. C'est le père qui dit *"Voilà mon fils, il faut que tu arrêtes de fumer!"*. Il part alors vers ses autres occupations, laissant la mère se débrouiller avec les enfants.

Le cerveau Robot

Le cerveau Robot commande les actes automatiques. Sa puissance est prodigieuse. Ce n'est pas le tabac qui fait la force de la dépendance, c'est lui. Il faudrait pouvoir retourner cette force, l'utiliser au contraire pour nous empêcher de prendre une cigarette. Il serait le seul à pouvoir le faire automatiquement. Lui seul serait capable d'une surveillance sans relâche, nuit est jour, sans que nous en ayons conscience, comme nous n'avons pas conscience qu'il règle notre température, et qu'il faut faire un effort d'attention pour avoir conscience qu'on respire. C'est à lui, hélas, qu'on a enseigné qu'il devait prendre en charge l'approvisionnement en tabac, c'est lui qui déclenche le besoin qui nous torture. Il faudrait qu'il cesse. Malheureusement, ce serait en contradiction avec sa mission. Il ne peut être juge et partie. Imaginez le magasinier d'une usine de confection qui déciderait de lui-même de ne plus acheter de fil à coudre: Il en va de la vie de l'entreprise. Il serait viré dans l'instant.

Pourtant ce Robot est capable de ce contrôle. Vous prenez le métro, le bus, vous allez au théâtre, au cinéma. Est-ce que vous y fumez ? *"Non, c'est interdit!"* . Ce n'est pas ce qui m'intéressc. Est-ce que vous y ressentez le besoin de fumer ? *"Non, mais c'est parce que le film est intéressant!"*. Pourtant devant le même film à la télé, vous remplissez le cendrier ? *"Euh...Oui!"*. Ce n'est donc pas l'intérêt du film qui vous a fait oublier de fumer. C'est que vous avez enseigné à votre robot qu'on ne fumait pas dans ces circonstances. Vous avez **INTÉRIORISÉ L'INTERDIT**. Votre Robot a construit dans votre cerveau de petites barrières *"anticigarettaucinéma"*, *"anticigarettenbus"*... qui bloquent le besoin dans ces circonstances avant qu'il parvienne à la conscience. Quand j'en parlais à mes consultants musulmans de l'hôpital de Nanterre, il y en avait toujours un pour dire: *"Ah!.. eh bien moi, qui fume deux paquets par jour, pendant le Ramadan je ne sens pas le besoin de cigarette de toute la journée! "*. En discutant un peu d'ailleurs, on apprend que ne pas boire et ne pas manger n'est pas pour eux une torture. Ils ont intégré, intériorisé l'interdiction cultuelle. Ils ont construit des barrières anti-cigarette, anti-nourriture, anti-boisson pendant les journées du Ramadan.

Ce contrôle est d'une rare puissance. Un voyage en train, un long trajet en avion de plusieurs heures sont maintenant supportés sans problème majeur par la grande majorité des fumeurs.

Notre Robot, qui est équipé d'automatismes naturels pour faire face à nos besoins essentiels, a une énorme capacité d'apprentissage. On peut apprendre à aller à vélo, à nager, à conduire une voiture, à tricoter, à lire et écrire, à dire bonjour à la dame, à ne pas dire de gros mots. Comment apprend-il ? La méthode est vieille comme le monde : la **RÉPÉTITION.** Quand on a répété un geste, des mots, une attitude un nombre de fois suffisant, cela devient automatique. Toute éducation est à base de répétition, *surveillée*, contrôlée. Jadis, les maîtres d'école étaient des repetiteurs. Pour apprendre par cœur une poésie, on la répétait. Pour monter une pièce de théâtre, savoir par cœur les textes, les gestes, les intonations, les mouvements de scène, les acteurs répètent....

Mais dans le cas du tabac, il ne s'agit pas d'apprendre des choses nouvelles, mais de **NEUTRALISER** ce qu'on a appris. Non pas désapprendre, on n'oublie jamais rien. Mais apprendre à **NE PAS**. Superposer un nouvel automatisme à l'ancien. C'est là que l'enseignement de Pavlov est éclairant et très utile. Pendant quelques semaines, il a agité une clochette **AVANT** de donner la viande. Puis il a fait un essai: agiter la clochette, mais **NE PAS** donner la viande. Le miracle s'est produit, le seul son de la clochette a fait couler la salive. La répétition a fait apprendre au cerveau du chien que la viande allait arriver, et qu'il fallait produire de la salive. Il fallait évidemment que pendant l'apprentissage, la clochette sonne avant l'arrivée de la viande. Après, c'est trop tard, le cerveau du chien ne peut pas considérer le son comme un **SIGNAL** que la viande **VA** arriver.

Nous avons vu qu'ainsi notre cerveau avait appris à

considérer le tabac comme indispensable à la vie, mais aussi à associer une cigarette à une foule d'évènements quotidiens. Ces situations deviennent autant de signaux exigeant qu'on en allume une, même si l'on vient de fumer et que le manque n'est donc pas en cause. Nous avons vu aussi combien ces signaux étaient impératifs, et quelle était la puissance de leur rôle dans la dépendance. Appelons-les **"SITUATIONS-SIGNAL"**

Mais Pavlov nous a aussi donné le secret pour s'en défaire. Pendant plusieurs jours, il a agité la clochette, mais n'a plus donné la viande. Au début, le chien a continué à saliver. Puis le débit de salive s'est ralenti jusqu'à s'arrêter complètement. Par répétition de l'absence de récompense, la clochette avait **perdu son pouvoir**. Pavlov a appelé ce phénomène l'**EXTINCTION** du réflexe conditionné. Le chien n'est pas bête. Il a fini par comprendre que cela ne marchait plus. Son cerveau en a tiré les conséquences. Plus besoin de perdre son temps à saliver, puisque c'est devenu inutile.

Attention. Il ne s'agit pas d'un oubli, mais de l' **apprentissage d'un nouveau réflexe**, inhibiteur celui-là, bloquant le précédent. Le chien n'a pas oublié que la clochette pouvait annoncer la viande. Il a appris à ne plus saliver. Mais le vieux réflexe est toujours là, il est simplement étouffé. Un an plus tard, si l'on redonne la viande dans les mêmes conditions, plus besoin de semaines d'apprentissage, en quelques jours il salive comme avant.

Ce phénomène est clair avec tous les phénomènes d'apprentissage. Tout d'abord, **on ne supprime un réflexe qu'en lui en superposant un autre.** De ce fait, l'ancien peut quelquefois réapparaître. Qui, pas très réveillé, n'a cherché à tâtons l'interrupteur qui est maintenant de l'autre côté de la porte depuis qu'on a fait les travaux. On n'oublie jamais complètement. Quelque chose d'indélébile s'est imprimé dans la mémoire. Même si l'on n'a pas enfourché un vélo depuis 20 ans, on retrouve son équilibre après seulement quelques zigzags. Si l'on a arrêté de fumer depuis 10 ans et qu'on reprenne une cigarette, elle paraîtra peut-être dure, pas bonne, elle fera tourner la tête, mais pas besoin d'un long réapprentissage, en une semaine on peut à nouveau en être au paquet.

Attention!!!.

Beaucoup de gens, même se prévalant de la qualité de tabacologues, même si je le leur ai répété sur l'air des lampions lors des cours du diplôme, n'ont rien compris à cette leçon de Pavlov. En préconisant de supprimer le signal, ils l'interprètent **A L'ENVERS** ! Car il est clair que si vous supprimez la clochette, le chien n'a aucune raison de saliver! Mais ne comptez pas qu'il oublie! Deux ans plus tard, agitez la clochette, il salivera!

C'est ainsi qu'on entend des conseils que je considère comme stupides. *"Le café vous donne envie d'allumer une cigarette ? Supprimez le café!"* ou bien *"Voir les autres fumer vous donne envie ? Evitez les réunions avec des fumeurs!"*. Tant qu'on y est, pourquoi pas *"Votre mari fume et vous vous sentez obligée d'un allumer une ? Divorcez!"* . *"Vous aimez fumer après l'amour ? Ceinture de chasteté ou castration!"*. Comme la cigarette est omniprésente, et que les signaux qui donnent envie d'en prendre une sont légion, aller au bout de ce type de raisonnement vous amènerait à un isolement absolu et à une rupture avec tous les plaisirs de la vie.

Ce n'est pas ce qu'a dit Pavlov. Il a dit de ***faire perdre son sens au signal***. Il a fait retentir la clochette de façon répétée SANS donner la viande. Cela veut dire ***APPRENDRE À VIVRE SANS TABAC TOUTES LES SITUATIONS QUI APPELAIENT À FUMER***. Surtout ne pas supprimer ces situations. Si au travail vous avez l'habitude de fumer avec vos collègues, dans cette atmosphère d'échange convivial à laquelle vous tenez tant, et que vous décidez d'arrêter de fumer en partant en vacances, vous venez de supprimer la clochette. Vous ne fumerez pas sur la plage, mais de retour au bureau, le signal ne sera pas oublié. Il n'aura pas perdu sa puissance et vlan, vous voici reparti pour un tour. Vous devez apprendre à **ne pas** fumer spécialement au bureau quand vos collègues fument, puisque c'est ce qui vous suscite le besoin et vous a fait refumer. Vous aurez au moins appris cela de cette tentative avortée. Je cite volontiers la fameuse cigarette après le repas, au moment où arrive le café. Imaginez. Vous avez décidé d'arrêter de fumer. Les pensées qui vous viennent naturellement sont: *"Je me sens très malheureux. Les autres ont la liberté de fumer. Et c'est moi qui me prive de cette liberté, qui était un sel de ma vie. Et c'est peut être pour rien, j'ai peut-être déjà un cancer, je me fais écraser par une voiture en sortant d'ici. Ce serait peut être ma dernière cigarette..."*. Vous ne tiendrez pas longtemps avec ce type de raisonnement avant d'aller en mendier une. Si au contraire vous avez compris le mécanisme, les choses se passeront ainsi: *"Oh, que j'ai envie de fumer! Pourquoi ?"*. Vous faites un rapide tour d'horizon. *"Ah, c'est parce que c'est le moment du café, où l'on blague avec les collègues! "*. Et vous concluerez: *" Il faut que j'apprenne à vivre cet instant sans cigarette. Je suis à l'école, je suis le jeune (citez votre violoniste ou saxophoniste préféré) en train de travailler un passage difficile, ça grince ou ça couine, mais quand j'aurai répété ça 20 fois, ça sortira tout seul et je pourrai songer à l'interprétation!"*. Vous changez complètement d'optique. Vous étiez une victime **PASSIVE** de votre arrêt, un observateur impuissant qui ne pouvait que geindre sur son triste sort. Vous devenez un **ACTEUR** de votre travail **POSITIF** de défume. Vous AGISSEZ. Cela change tout. J'aime bien l'image de la dame qui a décidé de prendre son café sans sucre, parce qu'elle en mettait trois et que *"Ça vient tout de suite sur les fesses!"*. Au début, c'est amer et elle pense qu'elle ne s'y fera jamais. Au bout de 3 semaines, elle fait *"Pouah! Qui est-ce qui m'a mis du sucre dans mon café ?"*. Par répétition, elle a fini par considérer que le vrai café était un café sans sucre.

C'est si vrai que je n'ai **JAMAIS** eu de consultants disant avoir recommencé à fumer à cause d'une de ces **bonnes cigarettes** de la journée, dont ils auraient cru ne pouvoir se passer. Tout simplement parce que ce sont des cigarettes de tous les jours, et qu'en deux ou trois semaines on a appris à vivre sans cigarette ces circonstances, comme on a appris à ne pas fumer au cinéma, ou pendant le jour lors du Ramadan.

L'apprentissage à vivre sans nicotine est rapide. C'est une simple adaptation de notre organisme. Il avait appris à vivre en équilibre avec un poison, et cet équilibre est rompu. Il faut qu'il en trouve un autre. Ce déséquilibre provoque parfois des malaises qui peuvent faire reprendre une cigarette dans les premiers jours de l'arrêt. On peut l'éviter et atténuer ces malaises en prenant de la nicotine en gommes, timbres ou autres. Car c'est en effet dans la première quinzaine de l'arrêt que se creuse la différence entre ceux qui prennent de la nicotine et ceux qui n'ont qu'un placebo. Par la suite, le pourcentage de sujets qui restent abstinents diminue progressivement dans les deux groupes, un peu plus vite chez ceux qui ont pris de la nicotine. Au bout d'un an, la différence diminue mais persiste en général, avec un taux de succès entre 5 et 20% dans le groupe placebo, entre 10 et 40% dans le groupe traité par la nicotine. Lorsqu'on arrête de prendre de la nicotine, en général au bout de deux ou trois mois, il n'y a le plus souvent pas de malaises importants poussant à reprendre une cigarette. En fait, on a commencé à apprendre à vivre sans tabac beaucoup de **situations-signal**, et l'on ne ressent pas comme un drame la privation de nicotine, ce qui est encore un argument contre son rôle majeur dans la dépendance.

Car ce qui fait surtout le succès à long terme, c'est d'avoir réussi, par apprentissage, à éteindre le pouvoir des signaux qui appelaient à fumer. Tout dépend donc de la répétition. Ceux qu'on rencontre tous les jours seront rapidement éteints, en deux à trois semaines. Par contre, si vous avez une réunion entre amis toutes les semaines, et si vous aviez l'habitude d'y fumer, il vous faudra trouver une autre attitude, une autre contenance. N'ayez crainte, cela se fera tout seul. Mais s'il faut répéter 20 fois cette situation sans cigarette pour qu'elle devienne automatique, vous ne serez pas à l'aise dans cette circonstance avant 6 mois.

Et ce sont les circonstances exceptionnelles, qu'on n'a pas l'occasion d'apprendre, qui risquent de vous prendre au dépourvu. Préparez vous quand vous les sentez approcher, une fête de famille, un mariage, un anniversaire. Comme le jeune automobiliste qui vient d'enlever le "A" à l'arrière de sa voiture, remettez-le dans ces circonstances. Dites vous: *"Voilà une situation dangereuse que je n'ai pas apprise, il me faut redoubler de prudence, car l'automatisme que j'avais de prendre une cigarette dans ces circonstances risque de reprendre le dessus".* Et, dans ces situations à risque, méfiez-vous énormément de l'alcool, qui endort la vigilance. Vous pourriez bien vous retrouver une cigarette au bec sans même vous être rendu compte que vous l'acceptiez. Préparez vous aussi à l'imprévu, un deuil, la tuile, un coup de déprime, un stress, toutes conditions auxquelles vous aviez l'habitude de faire face avec une cigarette. Mais si, dans la première partie, vous avez beaucoup réfléchi à son rôle, vous ne vous laisserez pas avoir. Ou alors c'est que vous n'êtes pas encore assez mûr pour arrêter définitivement, vous êtes encore un *stoppeur*. Car beaucoup de ces reprises tardives du tabagisme sont **PRÉMÉDITÉES**. Le *stoppeur* mijote sa reprise, n'attendant plus que l'occasion favorable qui la justifiera..

La puissance de notre Robot pour apprendre ainsi des automatismes est considérable. Nous lui avons appris à prendre automatiquement une cigarette. Bien qu'il la considère comme vitale, il peut apprendre à la refuser automatiquement. L'intérêt de cet apprentissage est immense. En effet, comme le Robot est capable de bloquer en son sein la production même de la sensation de besoin, nous pouvons arriver ***à ne plus la ressentir***. Le besoin **peut** ne plus parvenir à la conscience. Nous n'avons alors plus à lutter contre lui pour ne pas prendre une cigarette. C'est la clé de la liberté. Un rêve.

Cependant, la décision de le lui faire apprendre doit venir d'ailleurs que de lui-même. Le cerveau Raison ne peut que lui dire *"Il faudrait apprendre"*. Mais il n'a pas la constance pour imposer la **RÉPÉTITION** nécessaire à l'acquisition de l'automatisme, à exiger ce long travail d'apprentissage. De plus, ce serait par contrainte. Or nul n'accepte *"de gaieté de cœur"*, un travail long et pénible d'apprentissage, fastidieux parce que répétitif. Seul le Cœur, le cerveau affectif peut en être le moteur. Lorsque le désir est là, on devient irrésistible. C'est lui qui pourra rendre léger ce travail de répétition. Mais encore faudrait-il qu'il soit partie-prenante, c'est à dire qu'on ait vraiment **envie** d'arrêter.

Idées-force

Seul le cerveau Robot a la capacité de bloquer
le besoin de prendre une cigarette

Je suis libre si je ne ressens plus le besoin de fumer

Ce n'est pas le manque de nicotine qui fait reprendre
une cigarette, c'est une **SITUATION-SIGNAL**
qui n'a pas perdu son pouvoir

C'est en **RÉPÉTANT** les ***situations-signal SANS***
répondre par une cigarette
qu'on arrive à **l'EXTINCTION** du pouvoir du signal

Exercices

1.- Faites votre liste des motifs pour et contre arrêter de fumer.
Relisez là. Soulignez ceux qui vous paraissent de vrais motifs, barrez les autres.
Aviez-vous cherché à vous tromper ?

2.- Evaluez vos dépenses annuelles en tabac, personnelles et de votre foyer.

3.- Dans l'année passée, avez-vous renoncé pour des raisons de budget à des dépenses qui vous auraient été agréables. Notez les noir sur blanc.

4.- Pour raison d'économie, êtes vous passé(e) à :
- cigarettes moins chères
- tabac à rouler
- rallumer vos longs mégots
- mettre du tabac de mégots dans des cigarettes que vous roulez
- acheter des cigarettes de contrebande

Zorro est arrivé : Le Coeur

Je pense vous avoir démonté les mécanismes psychologiques sur lesquels vous pourrez bâtir une stratégie pour défumer. C'était très important, ne serait-ce que pour vous montrer où était la sortie de fume. Mais tout ceci parle au Cerveau-Raison. Or vous avez déjà accumulé des motifs pour arrêter, vous avez entrevu que l'issue était de confier à votre Robot le soin de veiller à ce que vous ne repreniez pas une cigarette. Vous avez compris que vous pourriez y arriver, en obtenant par apprentissage l'extinction des signaux à fumer. Il vous manque peut-être l'étincelle, ce qui déclenchera la mise en marche du moteur de la défume: le *Cœur*. Vous ne défumerez que lorsque le **DÉSIR** sera si puissant qu'il balaiera toutes les résistances.

Motifs et motivation

Les motifs, ce sont les raisons que l'on a d'arrêter de fumer. C'est un produit du Cerveau Raison. Beaucoup de fumeurs arrivent à la consultation avec un liste interminable de motifs: *"Je tousse, j'ai une angine de poitrine, mon père a un cancer du poumon, ça me coûte cher, ça tâche mes mouchoirs, j'ai brûlé un tapis, ma femme me houspille, j'empoisonne mes enfants, je me sens esclave, on ne supporte plus les fumeurs au travail, mon médecin m'a interdit de fumer..."*. Un naïf pourrait en conclure qu'il est très **motivé**, se dire *"voilà quelqu'un qui va arrêter sans problème"*, et parier gros sur ses chances de succès. Grave erreur. C'est celui qui aura le plus de difficultés. Il accumule les motifs pour se pousser aux fesses, pour faire ce qu'il n'a, au fond, aucun désir de faire.

Que dit alors celui qui va réussir, quand on lui demande pourquoi il veut arrêter ? Il répond comme les enfants: *"Parce que..."*. Il n'a pas besoin de se convaincre d'arrêter:

il est convaincu. Les motifs n'ont plus de raison d'être, plus besoin de les évoquer. Il vient simplement sous prétexte de chercher une aide pour réussir. Mais il a **DÉJA** réussi. Il faudrait un autre mot que *"motivé"* pour faire cesser la confusion entre motifs et motivation. Il est mûr pour arrêter. Sa maturation est faite. Dans son cœur, il a déjà arrêté. Il ne reste qu'à appliquer la stratégie.

Le problème est donc: comment, si on le souhaite, passer des motifs à la motivation, de la Raison au Coeur. Il faut susciter le désir. Combien de pièces de théâtre ont traité des artifices pour susciter l'amour. Se faire aimer de quelqu'un qui ne vous aime pas. Comment vaincre le rejet, même l'indifférence, gagner le coeur. Mais ici le problème est différent. Il ne s'agit pas de faire naître le désir chez l'autre, mais en soi. C'est *"Comment puis-je arriver à aimer quelqu'un que je n'aime pas ?"*, à désirer ce dont au fond je n'ai pas très envie. La condition indispensable est qu'il y ait au moins un germe de ce désir. C'est là que les motifs, les arguments rationnels jouent évidemment un rôle. Ce serait du pur masochisme de se priver de ce qui est important pour vous si vous n'avez aucune raison de le faire. Heureusement, en général peu de gens aiment se faire souffrir pour le plaisir. Mais vous sentez bien qu'il faudrait que le désir émerge **naturellement**. Il faut que les raisons s'effacent, même si elles ont pu exister au début. Surtout si elles ne venaient pas de vos propres réflexions, mais émanaient d'une pression extérieure, de votre entourage, ou de votre médecin. Tout ce qui ressemblerait à une manipulation, même de vous-même par vous-même, vous semblerait artificiel, une tromperie que vous n'accepteriez pas. C'est sans doute pour cela que tous les appels à l'intérêt à ne pas fumer, au danger à continuer, à tous ces arguments rationnels trouvent si peu d'écho, surtout s'ils sont martelés à longueur d'émissions de télé. Cela ressemble à de la propagande, vous avez la sensation déplaisante qu'on veut vous manipuler. Même si vous arrêtiez de fumer sous ces influences, le ver serait dans le fruit. Vous finiriez par réagir en reprenant une cigarette, pour affirmer que vous êtes quand même le maître chez vous. Certes, vous savez depuis longtemps qu'il serait mieux que vous arrêtiez, mais vous avez besoin que cela vienne exclusivement de vous.

Il y a sans doute au moins un embryon de désir d'arrêt en vous, sinon vous auriez déjà abandonné cette lecture. La question n'est donc pas de le faire naître, mais de prendre conscience qu'il existe et de le renforcer, comme on arrive peu à peu, en alimentant une petite braise, à faire jaillir une flamme un peu vacillante qui deviendra un brasier, à donner force à cette *Volonté du Cœur* qui vous fera passer à l'acte.

Les "passages à l'acte"

Y. Noël, Maître de Conférences de psychologie à l'université de Rennes, a apporté une élégante démonstration à cette différence entre motifs et motivation. Dans un questionnaire, il demande d'évaluer l'accord du fumeur avec certaines phrases, comme je vous le propose dans certains exercices. Il en tire un score qui permet de situer où en est le fumeur dans son processus de défume. Ce qui caractérise l'approche de la réussite, c'est que l'importance donnée aux raisons de s'arrêter diminue, tandis qu'augmente celle accordée à des passages à l'acte, à des phrases comme: *" Chez moi, je mets des choses qui me rappellent de ne pas fumer".* Lorsque les fumeurs ne sont pas du tout convaincus qu'ils devraient s'arrêter, il est normal d'insister sur les raisons objectives de le faire, en particulier les risques à fumer. Mais en rajouter une louche lorsqu'ils sont convaincus risque d'avoir l'effet contraire. Trop c'est trop. Le simple fait de venir à ma consultation est le signe qu'ils ont rationnellement conclu qu'il leur faudrait arrêter. Inutile de les angoisser un peu plus. Ce qu'ils veulent, c'est savoir s'il y a une sortie, et par où. La sortie, ce sont les **passages à l'acte.**

Car on voit les choses différemment lorsqu'on est passé à l'acte. On n'est déjà plus le même. On s'est mis un peu dans la peau de celui qui tente d'arrêter. Même si ce n'est qu'un petit pas, les conséquences sont énormes. On a fait sauter un verrou. C'est le principe même du jeu, si essentiel pour la formation des enfants. On se fait acheter une voiture rouge de pompiers, on a une kalachnikov en plastique, une panoplie d'infirmière, on joue au docteur, à la maîtresse, au Monopoly, on fait des dérapages contrôlés avec sa Ferrari à pédales... Puis les choix se précisent, on entre peu à peu dans ce qu'on sera plus tard, militaire, enseignant, agent immobilier ou pilote de formule 1. Le jeu est une préfiguration de ce que l'on veut devenir, un entraînement. On finit par **se faire prendre au jeu**, et par devenir un expert. ***"C'EST EN FORGEANT QU'ON DEVIENT FORGERON"*** dit le proverbe. Bien sûr, il faut avoir été attiré par le feu, par la magie de voir se façonner le fer rouge sous le marteau dans une gerbc d'étincelles, le grésillement de la caléfaction quand on le plonge dans le seau d'eau. L'artisan vous a laissé jouer dans un coin, à tapoter à froid sur un bout de ferraille contre une petite enclume. Plus tard, vous voyant intéressé, il vous a pris comme apprenti. Evidemment, vous êtes devenu peu à peu un expert. Mais ce qui est essentiel est que chacun de vos progrès **a développé votre passion** pour ce métier.

Vous allez en vacances un peu par hasard dans un trou de campagne que vous ne connaissez pas. Vous en épuisez vite les ressources apparentes. L'année suivante, vous y retournez faute de mieux. Vous vous liez avec des voisins, qui vous font découvrir des balades intéressantes. Ils vous initient à la pêche dans un étang que vous ne soupçonniez pas. Vous découvrez la chorale municipale... Bientôt, vous adorez cette vie, vous ne pouvez plus vous en passer et y achetez une maison pour votre retraite. Quand j'étais interne à l'hôpital de Bicêtre, j'ai le souvenir d'un copain de salle de garde qui se déguisait en fille et jouait les mijaurées dans ces soirées festives qu'on appelait les *"tonus"*. Il avait certainement déjà un embryon de désirs homosexuels, mais non exprimés. Ces jeux lui ont permis de se révéler à lui-même, puis aux autres.

Alors, comme les enfants qui jouent à *"Comme qui roule..."* sur vos genoux en tournant le volant de votre voiture avec des *"Vroum vroum..."*, je vous conseille de jouer à *"Qui qui s'arrête..."*. Comme *"les petits ruisseaux font les grandes rivières"*, chacun de vos actes va amplifier le désir et vous faire mûrir. Vous trouverez de moins en moins lointaine et invraisemblable l'idée de devenir ex-fumeur. Vous commencerez, tout en fumant encore, à réagir comme un ex-fumeur. Vous ne serez plus membre inconditionnel de la confrérie des fumeurs. Vous commencerez à cultiver votre individualité. Vous serez en plein travail de défume.

Un des buts majeurs des petits exercices dont j'ai émaillé cet ouvrage est justement que chacun d'eux représente un micro-passage à l'acte. Vous pouvez aussi faire de petites tentatives d'arrêt. En particulier, il y a ces fameuses *bonnes cigarettes* dont vous croyez ne pouvoir vous passer. Ce sont elles qui vous poseront le plus de problèmes dans les premiers jours, parce qu'elles sont liées à des signaux forts. Essayez par exemple d'en choisir une, et d'apprendre à la vivre sans fumer. Si c'est celle du café après déjeuner, fumez avant, pour ne pas être en manque, mais essayez de ne pas fumer pendant cette période de détente avant la reprise d'activité de l'après midi. Vérifiez mes dires, qu'en une quinzaine de jours vous trouverez naturel de ne pas fumer dans cette situation. Essayez de changer de marque de cigarettes, de laisser de longs mégots. Essayez de ne plus offrir de cigarettes et de ne pas en accepter, ne fumez plus que les vôtres. Vous ne serez pas en manque, mais vous casserez le lien social si important dans la dépendance. Vous serez un peu gêné au début parce que les autres ne comprendront pas que vous n'ayez pas envie de fumer avec eux, mais vous

vous rendrez compte qu'ils s'y feront vite et que vos relations n'en souffrent pas.

La plupart des fumeurs ont déjà essayé tous ces trucs pour tenter de fumer moins: ils décident de ne plus fumer avant midi, mais se retrouvent au bout de trois jours avec une cigarette au bec à 10 heures. Ils ont été désespérés de voir que ces petites décisions ne tenaient pas longtemps. Mais il faut changer cette manière de voir. Le but n'est pas de fumer moins, le but est, par ces passages à l'acte répétés, d'entrer de plus en plus dans le personnage de celui qui va s'arrêter, et de développer ainsi en soi le **DÉSIR** de défumer, qui en est le moteur.

Idée-force

On se transforme en agissant

Exercices

Faites la liste de ce que vous considérez comme des passages à l'acte que vous avez réalisés ou que vous réalisez

Quel passage à l'acte avez-vous envie de réaliser ?

Essayez de prendre contact et d'engager une conversation avec un inconnu autrement qu'en demandant du feu.

Masquez sur votre paquet de cigarettes l'avertissement « **Le tabac tue** » par une étiquette « **Je défume** » *(à découper à la fin du livre)*

La Défume

C'est un lent travail de **déconstruction-reconstruction.** Pierre par pierre, on démonte ce qui faisait sa personnalité de fumeur, et l'on se reconstruit sans tabac, ***MAIS SANS RIEN RENIER*** de ce qu'on était, en utilisant tout ce qu'on a démonté. C'est une réorganisation. Votre maison intérieure n'est plus centrée autour de la cigarette, c'est tout. Ce travail débute dès que l'on passe du stade où l'on était très content de fumer à celui où l'on commence à ne plus se sentir bien dans sa peau de fumeur. On avait réussi des ronds de fumée, on jouait à l'affranchi, bravant les interdits et épatant les copains. Oh, on pensait qu'on s'arrêterait quand on le voudrait. On ne pouvait imaginer devenir dépendant, une faiblesse qui ne toucherait que les autres. Mais on a vu une émission à la télé, le père d'un copain a un cancer. Le ver est dans le fruit. Commence alors un travail inconscient d'**apprentissage passif.**

On se rend compte qu'on ne fume plus uniquement entre copains, mais seul chez soi. On commence à se dire qu'on fume trop. Mais on ne se dit pas *"J'arrête!"*. On essaie de réduire: ça ne marche pas. Inexorablement, on en fume toujours un peu plus, de mois en mois. On passe alors aux légères, pour un peu moins s'intoxiquer. Mais on se rend compte qu'on en fume un peu plus. On trouve que ça devient très cher. Alors on commence à les rouler, ça fait d'ailleurs *"cool"* et expert. On pense que si l'on n'arrive pas à réduire, c'est parce qu'on est intoxiqué. Alors, quelquefois, on essaie d'arrêter, mais pas pour s'arrêter, pour se désintoxiquer. On se dit que quand on serait bien purifié, on en prendra une de temps en temps, en se gardant bien de se laisser aller bêtement à augmenter. Et l'on se retrouve fumant encore plus qu'avant.

Toutes ces expériences ont un sens. Il est normal, naturel, humain de ne pas se priver d'un plaisir, tant qu'on a un espoir de le contenir dans des limites *raisonnables*. Donc, si l'on pense qu'on pourra résoudre ce problème en ne fumant qu'un *bon cigare* le dimanche, il est naturel d'essayer. C'est un travail d'exploration de toutes les possibilités de contrôler sa consommation. Evidemment ça ne marche pas. Mais de chaque tentative on tire un enseignement. Beaucoup d'arrêts, même solennels, n'en sont pas vraiment. Si l'on arrête avec dans un coin de sa tête l'idée *"Quand je serai bien vieux, je pourrai peut-être en reprendre une de temps en temps"*, la reprise est **DÉJÀ** programmée au moment de l'arrêt. Alors, 15 jours plus tard on se dit *"Qu'est-ce que je me sens vieux aujourd'hui"*, et c'est reparti. Certains de ces arrêts peuvent durer longtemps, voir même toute la vie si la mort y met un terme avant qu'on ait repris une cigarette. Mais ces fumeurs abstinents ne sont pas des *ex-fumeurs*. Ce sont des *stoppeurs*. Ils sont en permanence en démarche d'arrêt. Ils n'ont pas complètement réglé leurs comptes avec le tabac. Finalement, on ne pourra se décider à abandonner pour de bon la cigarette que lorsqu'on aura compris, intimement admis, qu'on ne pourra **JAMAIS** contrôler l'**INCONTRÔLABLE.**

Il **N'Y A PAS** *d'échecs*, **PAS DE** *rechutes* dans le processus d'arrêt du tabac. je voudrais voir ces mots rayés du vocabulaire. Il n'y a que des tentatives désespérées, et humaines, de contrôler l' incontrôlable. On ne ressort pas le même de ces tentatives avortées, on a exploré une voie que l'on pensait possible, on a appris quelque chose qui servira lors d'un prochain essai..

Tout cela va prendre des années. Tout ce que vous pouvez faire, c'est tenter d'accélérer ce travail intérieur de *mûrissement* qui vous amènera inexorablement à arrêter. Tout ce qu'un tabacologue peut faire de l'extérieur, c'est vous ouvrir des perspectives, vous suggérer des pistes, vous faire réfléchir sur vous-même, **vous donner des os à ron-**
Vous pourrez mûrir un peu plus vite. Tout comme le

jardinier peut faire beaucoup pour accélérer le mûrissement de la tomate. Mais la peindre en rouge n'a aucun sens. Le rouge doit venir par l'**INTÉRIEUR** de la tomate. Votre maturation ne peut venir que de vous-même.

Faut-il arrêter brutalement ou progressivement ?

Cette question ne se pose plus quand on a compris le mécanisme de la défume. L'arrêt véritable, définitif du tabac est **TOUJOURS** progressif C'est une maturation d'abord passive, qui devient active dès que le désir de défumer est suffisamment fort. Les **passages à l'acte** sont essentiels pour développer ce désir. Mais ils constituent aussi des étapes progressives vers la maturation.

Et que fait un fruit quand il est mûr ? Il tombe, tout seul! Pas besoin d'efforts de volonté désespérés, voués à l'échec, et dont vous sortirez coupables de ne pas avoir réussi, atteints dans votre estime de vous-même. Fumer est un **COMPORTEMENT** automatique. Arrêter de fumer est également automatique. Lorsqu'on est mûr, il n'est tout bonnement plus possible de continuer à fumer.

Lorsque le désir est là, il va permettre de passer à l'**apprentissage actif**. Vous décidez par exemple de ne pas fumer de la matinée, mais vous savez que vous prendrez une cigarette au déjeuner. Un tel passage à l'acte, comme vous n'êtes pas mûr, va vous faire vivre l'expérience d'un *stoppeur*. Il se peut que tout se passe bien, et vous en retirerez une confiance en votre capacité à traverser une telle épreuve que vous jugiez impossible. Vous aurez aussi parfois à faire face à des assauts de besoin de fumer. C'est le passage au travail d'**apprentissage actif** par lequel on va déconstruire tout ce qui faisait la "personnalité" de fumeur, pour se reconstruire une personnalité plus riche, qui n'aura rien perdu de ce que l'on était auparavant, mais où l'on n'aura plus besoin de la prothèse que représentait la cigarette.

Le mot **ACTIF** est essentiel. En effet, on a envie d'agir, de faire quelque chose. Certes, on peut se raconter l'histoire de l'escarpolette. Imaginez qu'elle oscille Un besoin déclenche le comportement qui fait qu'on la pousse. C'est récompensé par un plaisir, mais elle revient provoquer un nouveau besoin. L'idéal serait que ce pendule s'arrête, qu'on ne ressente plus le besoin. Mais reprendre une cigarette, c'est comme pousser l'escarpolette, en espérant stupidement qu'elle va s'arrêter. Or si elle revient vous redemander une cigarette, c'est parce que vous l'avez poussée. On comprend aisément que ce qui alimente le besoin, c'est le fait de lui répondre par un comportement. Chaque cigarette crée ainsi le besoin de la suivante. Comment faire pour arrêter cette mécanique infernale ?

Le rêvé du fumeur serait que cette oscillation se ralentisse, que le besoin, de 20 fois par jour, progressivement, insensiblement ne se fasse plus sentir que 5 fois, une fois par jour, puis par semaine... Mais aucun pendule ne fonctionne comme cela. C'est la longueur de la corde qui donne le temps pour un aller et retour. Si elle est courte, c'est rapide, c'est d'autant plus lent qu'on l'allonge. Pour une longueur donnée, c'est toujours le même temps, c'est le principe même du balancier de l'horloge de la grand-mère.

Donc, en gros, si l'on décide volontairement de réduire de 20 à 5 cigarettes par jour, il y aura toujours 20 oscillations, on ressentira toujours le besoin 20 fois, mais on ne prendra une cigarette qu'une fois sur quatre, et l'on souffrira du manque les trois autres fois. Cela paraît désespérant, mais il y a un message d'espoir, c'est que le mouvement perpétuel n'existe pas. Si l'on cesse de pousser l'escarpolette, le mouvement perd peu à peu de l'amplitude, et finalement elle s'arrête **TOUJOURS**.

Il suffirait donc de mettre les mains derrière le dos, de **NE PAS** prendre une cigarette quand le besoin se fait sentir, et on observerait qu'effectivement ça s'arrête. Mais ça, notre robot ne peut le concevoir, parce que pour lui, pour tout ce dont il a normalement la charge, si le cycle du comportement s'arrête, c'est la mort... De plus, l'idée qu'il n'y a rien de spécial à faire, sinon de **NE PAS** est intolérable. Comment concilier cette évidence d'une **INACTION** nécessaire, et le besoin d'**AGIR** ?

L'arme secrète est effectivement de faire face à ces situations de besoin en agissant. C'est de transformer cette situation **passive** en situation **active** en se mettant en situation d'**apprentissage**. Mais cela demande un travail sur soi-même, l'analyse de la raison de ce besoin. Est-ce une abstinence trop prolongée ? Surtout quelle est la situation-signal qui a pu le déclencher ? Les bouffées de besoin sont quelquefois violentes, les situations sont souvent des pièges exigeant une réponse immédiate. On vous présente un paquet, la cigarette déjà à demi-sortie et le briquet allumé...que faire.

Là, on peut utiliser des trucs. Les Alcooliques Anonymes ont leur formule: 24 secondes, 24 minutes, 24 heures. Personne, disent-ils, ne vous tendra une bouteille pendant plus de 24 secondes, en disant *"Allez, juste un doigt, pour me faire plaisir..."*. Alors, vous comptez intérieurement jusqu'à 24 avant de tendre votre verre. Beaucoup de chances qu'entre temps il se soit lassé et soit passé à un autre convive. Préparez vous des réponses immédiates. Le mieux, c'est de solliciter de votre provocateur une aide, en lui disant que vous essayez d'arrêter.

Les 24 minutes, c'est pour les sollicitations internes. Les bouffées de besoin arrivent par vagues, comme le balancier du pendule qui vient vous solliciter. Il arrive à toute vitesse, vous pensez qu'il va vous balayer, mais il ralentit, proche de vous. Le besoin est terriblement fort, vous pensez que vous allez craquer, prendre la cigarette qu'il exige en le chassant par une nouvelle poussée... Mais en fait, si vous ne répondez pas, il va s'arrêter un bref instant...puis repartir dans l'autre sens pour un nouvel aller-retour... Alors, pour ne pas répondre, ou bien vous prenez la décision toute militaire *"Scrongneugneu, veux pas l'savoir, on en reparlera dans 24 minutes"*, et en général 24 minutes plus tard, si vous fumez un paquet par jour et dormez 8 heures, c'est le plein creux de la vague..., ou bien vous trouvez un moyen de vous changer les idées, vous buvez un grand verre d'eau, vous faites quelques inspirations profondes, vous sucez un cachou, vous faites quelques pompes, vous allez faire un tour, vous prenez un chewing-gum à la nicotine, ou sans nicotine...

Un de mes patients m'a donné par écrit cette fine analyse de la façon dont il utilisait le verre d'eau: *" Face à un besoin de cigarette, il fallait que je trouve à la fois une formulation imagée de ce qui m'arrivait et une activité ou j'utiliserait mes mains et ma bouche, tout en le vivant comme un jeu. Voila ma formule":*

Je pense : *"Attention je sens le tout début d'un feu, Je dois l'éteindre tout de suite, sinon cela risque de devenir un véritable incendie que je ne pourrai pas maîtriser. Un simple verre d'eau suffira, Mais il faut viser juste et faire vite"*

J'agis : *Je prend une bouteille d'eau, je remplis un verre, je bois une grande gorgée. Je me concentre sur le goût et le trajet de l'eau dans mon corps et je repose mon verre. Ensuite, à mon rythme, je vais terminer le verre par petites gorgées...*

Ce qui me plaît c'est ce jeu où la bouteille tient le rôle du briquet, le verre celui de la cigarette, l'eau remplace le tabac, les gorgées les bouffées...Et en cas de grand stress, on peut remettre ça ! Tous les médecins vous le diront, on ne boit pas assez d'eau entre les repas !"

Vous pouvez aussi, si la situation-signal est stressante,

faire appel à des techniques de relaxation. Nous allons en parler.

Comment savoir si l'on est mûr(e) ?

Il y a d'abord une perception intérieure. On a la sensation nouvelle que, cette fois, la réussite pourrait être possible. Un sentiment de confiance en soi, qu'on pourrait être prêt. Il y a surtout un test absolu : **ESSAYER.** Non pas la grande décision d'arrêt définitif pour la vie. Mais ce que fait la Marion de la chanson populaire lorsqu'elle va secouer son prunier. Un essai, pour voir si les prunes sont mûres. Simplement décider d'arrêter pour une durée **IMPOSSIBLE À TENIR** si l'on n'est pas mûr: 24 heures, comme la suggère la formule des Alcooliques Anonymes. Pourquoi 24 heures ? Parce qu'en une journée on passe en revue la très grande majorité des situations qu'on associait à une cigarette, le réveil, la pause, le café après déjeuner, le téléphone, une discussion entre amis, regarder la télé, etc... On peut donc mesurer la force de chacune de ces "situations-signal" qui appellent à fumer. Alors, de deux choses l'une:

Ou bien on aura repris une cigarette après quelques heures seulement, en dépit d'un gros effort de volonté. Mais la Marion ne se culpabilise pas si les prunes ne tombent pas du premier coup. Elle ne se dit pas qu'elle ne vaut rien comme arboricultrice. Elle se dit simplement *"C'est pas mûr, je reviens la semaine prochaine"*. Si l'on n'est pas mûr pour arrêter, cela signifie simplement qu'il faudra encore travailler sur soi-même et revenir quelque temps plus tard pour essayer à nouveau. Mais on ne sortira pas de cet essai sans avoir appris quelque chose. On aura aussi compris quelle situation avait eu la force de faire reprendre la cigarette. Ce sera un thème de réflexion, et un acquis pour l'avenir.

Ou bien on a réussi à tenir 24 heures. Il faut être diablement mûr pour tenir 24h. Sans contrainte extérieure, rares sont les fumeurs qui tiennent plus de deux heures, au point qu'on peut se demander si la durée d'une séance de cinéma n'est pas calquée sur le temps où un fumeur peut s'abstenir sans trop sentir la pression irrésistible du manque. Si vous avez eu une volonté de fer, vous vous précipiterez avec bonheur sur la première cigarette du matin, heureux quand même de votre exploit. Mais si vous êtes vraiment mûr, que vous le vouliez ou non, une petite voix intérieure vous chuchotera: *"Et si, des fois, j'essayais encore 24 heures, pour voir ? "*. **Mais ce ne sera pas la voix de la volonté**. Elle ne fera que traduire le degré, la force de votre maturation. Cependant, on n'est pas tiré d'affaire pour autant. On est encore loin d'avoir surmonté toutes les habitudes, et surtout les manières d'être, de réagir exposé aux stress, aux situations que l'on réglait avec une cigarette. Il va certes falloir utiliser toutes les techniques pour faire face aux assauts de besoin. Mais surtout, bien qu'on ait déjà progressé, on n'a pas encore dominé tous les vieux réflexes en leur superposant de nouveaux automatismes. Car la clé, mon arme secrète, l'arme absoluc, c'est de se mettre en situation **POSITIVE, ACTIVE d'apprentissage.**

La relaxation

Le seul effet vraiment objectif de la cigarette, pratiquement général chez tous les fumeurs, c'est la sensation de détente. J'ai bien montré dans la première partie qu'il s'agissait d'un sentiment paradoxal, puisque l'effet réel, lié à la nicotine, est double. D'une part, une stimulation cérébrale, un éveil (un peu comme le fait le café), avec une augmentation de l'anxiété. Mais à l'opposé, un relâchement musculaire dû à une action directe de la nicotine sur des neurones de la moelle épinière. Or certains exercices permettent d'obtenir une telle relaxation sans évidemment la stimulation cérébrale ni l'augmentation d'anxiété que provoque la nicotine. Vous pouvez les utiliser dans les situations-signal stressantes.

Certains gestes, comme se masser doucement les pouces ou l'oreille, ont fait l'objet d'études qui ont démontré qu'ils aidaient à se passer de tabac. Le Docteur Chantal Zacharie, relaxologue et tabacologue, m'a suggéré quelques exercices qu'elle enseignait à ses patients, utilisables selon les circonstances.

Vous êtes en compagnie. Vous ne souhaitez pas vous faire remarquer. Que ce soit dans un fauteuil ou adossé à l'abri bus, observez et prenez conscience de vos points d'appuis, que vous devez sentir solides.

Le poignet relâché, les doigts de la main sont naturellement demi-fléchis. Etendez-les, allongez les le plus possible, les mains s'ouvrent en éventail. Suivez intérieurement le mouvement, reconnaissez les tensions progressives qui se développent dans la main, l'avant bras, puis relâchez. La main revient naturellement à sa position initiale.

Associez à ce mouvement la respiration. Inspirez par la bouche en laissant se gonfler le ventre lorsque vous étirez les doigts. Relâchez les en un large soupir. Faites ce mouvement 2 ou 3 fois et soyez ensuite attentif à ce que vous ressentez dans vos mains, voire plus haut en remontant vers les épaules. Recommencez autant que nécessaire. Selon votre position, la mimique qui l'accompagne et l'intensité plus ou moins marquée du mouvement, cette attitude peut même exprimer l'acquiescement à des propos comme *" Je vous l'avez bien dit "* ou l'agacement *" Encore ces vieilles histoires "* (plus vulgairement *" Ça me gonfle "*, parfaitement adapté cependant).

Autre possibilité: on trouvera tout naturel que vous teniez devant vous vos deux mains aux doigts entrelacés, les pouces en opposition, pulpe contre pulpe. Appuyez les très fortement l'un contre l'autre, les doigts s'arriment au dos des mains. Les tensions se transmettent par les poignets vers les avant-bras. Laissez-les coudes se décoller de l'axe du corps. La tension se prolonge le long des bras. Ramenez les épaules en bas et en avant, ça creuse légèrement la poitrine, puis relâchez tout. Dans cet espace créé par le mouvement, jouez avec votre respiration. Videz vos poumons en soufflant par saccades. Ce faisant, le ventre se contracte pour expulser encore un peu plus d'air. En relâchant la tension, laissez entrer l'air largement et le ventre se gonfler. L'air ressortira en un soupir de soulagement.

Vous n'êtes pas observé, ou dans une ambiance familière. Creusez le bas du dos, le ventre vient en avant (ne cherchez pas à le brider). Puis redressez peu à peu tout l'axe du dos, la poitrine vient en avant, les épaules tirent un peu en bas et en arrière et naturellement les bras s'écartent de l'axe du corps. Les mains s'ouvrent, paume en avant. Relâchez en soufflant, le dos s'arrondit. Faites ainsi comme la belle de jour qui s'ouvre et s'épanouit le matin et se referme doucement le soir sur son intimité. Alternance au cours d'une journée et selon les évènements de ressentis fiers et conquérants et de replis salvateurs.

Lors de la réalisation de ces exercices il est intéressant de bien toujours prendre conscience de la position de son corps par le repérage des points d'appuis Vous pouvez répéter ces exercices jusqu'à ce que vous ressentiez un sentiment psychique de détente, comme le ferait la nicotine. Mais si vous êtes en permanence stressé, si vous vous sentez toujours **tendu**, quelques séances auprès d'un relaxologue pourraient vous aider.

Et après les 24 heures

Ne comptez pas les jours. *"À chaque jour suffit sa peine"*. Notez simplement la date où vous avez arrêté. Essayez de l'avoir choisie facile à retenir, de façon qu'il soit simple de faire la soustraction et de pouvoir dire facilement *"Tiens, ça fait une semaine, un mois, un an..."*. Evitez les dates qui pourraient représenter un engagement trop solennel, qui pourrait trop vous lier et vous priver du sentiment d'être libre de votre choix.

Dites vous bien que l'important sera d'éteindre les situations-signal, pas le manque de nicotine. Une des preuves est que la plupart des grands fumeurs supportent très bien sans fumer un long voyage en train ou en avion. Ils se trouvent isolés dans un milieu inhabituel, où personne ne fume. L'interdiction ne les vise pas directement: elle s'adresse à **TOUS**, commandant de bord compris. Ils ne sont pas individuellement ciblés, ce qui n'incite pas à la révolte. De plus, l'interdiction est logique, répondant à un besoin de sécurité et de confort collectifs. Ils sont pourtant en grand manque de nicotine, mais ils ne le ressentent pas. Surtout, il n'y a pas de situation-signal, ce qui démontre qu'il s'agit du facteur le plus important pour faire naître le besoin. Peu à peu mais rapidement, comme vous l'avez vu dans la première partie, le corps retrouvera tout seul et rapidement son équilibre après la disparition de toutes les substances chimiques du tabac dont il était imprégné. Au bout d'une ou deux semaines, ce besoin **pharmacologique** sera très atténué ou aura totalement disparu.

Essayez de changer le moins possible votre mode de vie habituel. Ne vous privez de rien, d'aucun autre plaisir. Au contraire, essayez de retrouver, de vivre ces plaisirs sans cigarette. C'est de l'apprentissage. Vous les redécouvrirez dans leur authenticité. Ne supprimez pas le café, simplement prenez un bon décaféiné si vous avez tendance à mal dormir, car à l'arrêt du tabac le foie détruit moins vite la caféine.

La perte de la cigarette est un deuil. Ne cherchez pas à *compenser* par quoi que ce soit. Ceux qui font tous les jours leurs dévotions devant la photo du défunt sur la cheminée ne feront jamais leur deuil. La nature a horreur du vide, peu à peu la place de la cigarette se comblera. Comme se tissent peu à peu les nouvelles relations, dans lesquelles s'inscrit, vivant, le souvenir du disparu. Si vous cherchez à cacher un coin de pelouse brûlé avec un tapis-brosse en plastique vert, elle ne se réparera pas. Mais avec le temps, de proche en proche la blessure cicatrisera, l'herbe gagnera sans qu'on ait besoin de semer, comme les forêts se régénèrent après un incendie, sans qu'on ait à replanter. Pensez à ces bourreaux de travail qui partent en retraite. Tout le monde se dit *"Que vont-ils faire de tout ce temps libre ?"*. En fait, en quelques mois, *"Ils n'ont plus une minute à eux"*.

Soyez attentif à votre humeur. Il est normal, comme après tout deuil, de ressentir une dépression passagère. Elle se transformera au contraire en euphorie lorsque vous aurez le sentiment d'être passé du côté des *Ex-Fumeurs* et que votre vie s'organisera dans cette nouvelle ambiance, comme après un déménagement réussi. Mais si votre entourage vous trouve sombre, manquant d'initiative, de projets, si c'est ce que vous ressentez, si cela se prolonge, plutôt que de reprendre une cigarette, allez donc voir votre médecin. Vous faisiez peut être partie de ces déprimés légers qui trouvaient dans la cigarette le traitement qui les équilibrait. Si vous craignez d'être dans ce cas, les tabacologues ont des tests pour dépister les tendances dépressives. Même si vous vous sentez mûr, il vaut mieux s'occuper de ce problème avant de tenter d'arrêter, cela augmente les chances de succès. Pensez aussi que si vous avez un problème avec l'alcool, il est souvent responsable d'une dépression, que vous traitez peut-être par le tabac. Mais si vous suivez la voie que je préconise, à l'écoute de vous-même, je ne pense pas que vous courriez le risque d'une dépression. Vous ne vous engagerez dans l'arrêt effectif que lorsque vous sentirez en terrain sûr. Vous ne vous forcerez pas. L'abandon de la cigarette ne se fera que s'il est possible. Cela peut nécessiter de résoudre au préalable des problèmes médicaux qui s'y opposent.

Enrichir sa personnalité

En quoi la défume peut-elle être un enrichissement de la personnalité, de l'identité qui caractérise l'*ex-fumeur*.

L'identité, c'est la façon dont on se voit soi-même et dont vous voient les autres. Cela se traduit par la façon de se comporter, de réagir, par ce dont on est capable. Une photo ne dit pratiquement rien de tout cela.. L'ADN n'est valable que pour la police. Porter un nom célèbre ne suffit pas. L'identité ne prend forme que lorsqu'on associe à un nom une fonction, des aptitudes. On est le plombier, le médecin, l'électricien, l'instituteur. L'image que l'on donne et que l'on a de soi se précise quand on y ajoute de nouvelles caractéristiques valorisantes, capacités, modes de réaction, ou négatives : ivrogne, paresseux.... On n'est plus alors simplement le plombier, mais le plombier si serviable qui peut de plus dépanner votre ordinateur, chante Verdi qu'on croirait Pavarotti. et accueille vos récriminations sereinement sans vous faire la gueule. S'enrichir, c'est aussi mieux adapter ses réactions face aux évènements, aux contrariétés, et contrôler ses pulsions et ses désirs pour profiter au mieux des plaisirs de la vie..

Jusqu'ici, la cigarette vous permet de résoudre une foule de problèmes évoqués dans la première partie. En fait, si elle en résout quelques uns, elle permet souvent seulement de les évacuer, de trancher. Bien souvent, en prenant une cigarette, vous ne résolvez pas un problème, vous choisissez de ne pas le voir. Comme disent les footballeurs, vous *"bottez en touche"*.

Lorsque vous décidez de faire un passage à l'acte, lorsque vous apprenez à vivre sans tabac des situations qui appellent à fumer, vous ne faites pas qu'apprendre à **NE PAS** fumer.

La cigarette vous permettait de **FAIRE FACE** à un problème. En apprenant à vous en passer, vous allez être mis en demeure de le **RÉSOUDRE**, ce qui est différent. Vous dénouerez le nœud au lieu de couper la ficelle. En répétant cet exercice, vous allez ainsi développer en vous une aptitude nouvelle, dont vous et les autres serez conscients, évidemment à votre profit. Vous trouverez comment réagir lorsque vous vous ennuyez, lorsque vous êtes en colère, que faire lorsque vous attendez, comment aborder un inconnu sans lui demander du feu. C'est comme cela que votre personnalité s'enrichira et que votre identité s'affirmera.

Malgré les apparences, **arrêter de fumer n'est pas une victoire sur le tabac**. Un stoppeur a bien arrêté. Il peut rester des décennies, le restant de ses jours sans fumer. Mais sa victoire n'est qu'apparente. Le combat continue en lui. Il continuera tant qu'il lui restera un espoir de contrôler un jour l'incontrôlable, tant qu'il ne sera pas devenu un *ex-fumeur* qui en a compris l'inanité. Voir les fumeurs autour de lui ne fait qu'aiguiser ce combat intérieur. Il l'extériorise par un grande agressivité contre eux et la moindre trace de fumée. Tolérant au contraire, l'*ex-fumeur* ne fait pas le faraud, ne tire aucune gloire de son succès, ne claironne pas son triomphe. Car ce qu'il a vaincu n'est pas le tabac, mais ses peurs, ses angoisses, sa timidité, ses blocages, ses fuites devant les problèmes. Il a abandonné la cigarette comme son doudou, comme un vieux jouet qui ne l'intéresse plus.

Idée-force

On arrête seulement quand on a compris qu'on ne contrôlerait jamais l'**INCONTRÔLABLE**

Evaluations

Je pense être mûr(e) pour arrêter

Pas du tout — Tout à fait

Je pense que je vais réussir à arréter

Pas du tout — Tout à fait

Exercice

Après une cigarette, avez-vous pensé à analyser le rôle qu'elle remplissait, en fonction de l'heure, de votre humeur, des circonstances où vous l'avez fumée ?

Quel était le rôle de la dernière que vous avez fumée ? Ou bien, si vous avez oublié, pensez à analyser celui de la prochaine.

Et les médicaments ?

Le ***premier rêve*** du fumeur, est de s'arrêter ***tout en continuant.***

Il souhaiterait revenir à cet état béni de l'adolescence, où il savourait chaque semaine une ou deux cigarettes clandestines avec des copains, mais **sans ressentir le moindre manque**. Il voudrait pouvoir fumer uniquement quand cela lui ferait plaisir. Une consommation contrôlée à un niveau qui lui semblerait raisonnable, mais sans la contrainte d'exercer un contrôle. Il connaît quelques fumeurs qui parlent avec passion du plaisir que leur apporte un bon cigare, et qui oublient de fumer pendant trois semaines. Il a essayé, mais avec lui ça n'a pas marché.

D'ailleurs si sa nature lui avait permis de pouvoir fumer, par snobisme, éventuellement pour le plaisir, par provocation ou pour ne pas se singulariser dans un milieu de fumeurs, s'il n'avait simplement pas été dépendant, son problème serait depuis longtemps réglé. Il n'aurait même pas besoin d'exercer un contrôle. Cela se serait fait tout seul.

Faute d'appartenir à cette catégorie bénie, il rêve donc d'un médicament qui lui permettrait de continuer à fumer en réduisant le risque à le faire. Il devrait supprimer le besoin de prendre ces *cigarettes automatiques* dont il n'a que faire, mais lui laisser le plaisir de savourer à sa guise celles qu'il apprécie.

Le ***deuxième rêve***, lorsqu'il a sans succès tout essayé pour réduire sa consommation, qu'il a compris qu'il lui faudrait y renoncer et que la seule issue est d'abandonner définitivement la cigarette, ce rêve est que cela se fasse sans douleur, sous anesthésie, comme maintenant chez le dentiste, et progressivement.

Dans notre civilisation moderne, tout tend à se résoudre par des médicaments. Un problème = un médicament. Malgré la question classique et sa réponse *"Combien de temps faut-il pour guérir un rhume ?....Bien traité 8 jours, non traité une semaine"*, on n'ose plus faire sans médicament. On est constipé ? Un laxatif. On est anxieux ? Un tranquillisant. On dort mal ? Une *petite pilule* le soir. Et quand on craint de mal supporter un médicament, une pilule homéopathique. Il n'y a rien dedans, mais le nom fait savant, il y a de la pub à la télé… et ça marche. Qu'il serait facile de ne plus fumer si un médicament vous débarrassait à jamais de ce besoin impérieux de prendre une cigarette. Comme on se sentirait libre, si l'on ne sentait plus le manque!

La nicotine calme un peu ce besoin. On fume moins intensément les cigarettes qui en apportent beaucoup. On fume plus intensément et davantage de *légères*, et l'on en retire ainsi autant de nicotine, et certainement d'autres produits importants. Ceci parce que leur tabac est le même que celui des cigarettes fortes. Il contient autant de nicotine. Le truc formidable qu'ont inventé les fabricants de tabac, c'est de percer de tout petits trous au laser dans le papier au niveau du filtre. Quand la machine prend la bouffée standard de 35 cm^3 toutes les minutes, si 25 cm^3 sont de l'air de la pièce qui rentre par ces trous, elle n'aspire que 10 cm^3 de fumée. Pas étonnant qu'on dose moins de nicotine et de goudrons dans ce qu'a aspiré la machine. C'est ce qu'on peut désormais légalement imprimer sur le paquet. Comme le fumeur n'est pas une machine, rien ne l'empêche de prendre des bouffées plus grosses, de les prendre plus souvent, de les inhaler plus profondément.

Le cas de la nicotine est tout à fait ambigu. Si comme veulent le faire admettre les fabricants de gommes ou timbres, elle expliquait totalement la dépendance au tabac, si elle en était **LA** drogue, elle ne serait pas plus un médicament du tabagisme que la morphine n'est un médicament de l'opiomanie. Ce serait simplement donner au toxicomane sa drogue. Etant donné la puissance de l'addiction au tabac, que l'on peut mesurer à la quantité d'argent qu'il soutire des poches des plus pauvres, ce serait une drogue effroyable. Mais son intérêt serait grand, car elle permettrait de se passer de ce qui est le plus grand danger du tabac: la fumée. Heureusement cependant que la nicotine n'a pas la puissance du tabac. Le chewing-gum, les timbres (patches), les pastilles ou les inhaleurs diminuent effectivement un peu le besoin de fumer dans les premières semaines de l'arrêt. Ils permettent à certains de ne pas reprendre une cigarette sous la pression du manque dans les tous premiers jours de l'arrêt, et de commencer à apprendre à gérer les situations-signal. Leurs chances de succès s'en trouvent augmentées, car après quelques semaines de traitement ils sont un peu armés pour résister aux tentations lorsqu'ils arrêtent de prendre de la nicotine. Mais les résultats au bout d'un an ne sont guère brillants. Ils varient selon les études, entre 15 et 40% de succès. Au mieux, les produits à la nicotine doublent les chances de succès par rapport aux placebos qui n'en contiennent pas. C'est curieux pour une substance considérée comme unique responsable de la dépendance. Si l'on donnait des chewing-gums ou des inhaleurs à morphine ou héroïne pour désintoxiquer les fumeurs d'opium, ils deviendraient dépendants. Or personne ne devient dépendant de la nicotine pure, ne devient accroc des timbres. Si, après avoir arrêté de fumer, quelques uns continuent à mâcher ou à sucer de la nicotine pendant plus de quelques semaines, à peu près autant sucent des cachous ou mâchent de simples chewing-gums, par habitude. Depuis près de deux siècles on connaît la nicotine. Les marchands de produits chimiques la vendent, pure à 99%, à 350 € le litre (un million de milligrammes!). A ce prix, on aurait pour un euro ce qu'apporteraient 140 paquets de cigarettes! Jamais un fumeur n'a utilisé la nicotine pure, elle n'a jamais été l'objet de trafic. Contrairement à une opinion très répandue et savamment orchestrée par les firmes pharmaceutiques, la nicotine seule ne suffit pas à expliquer la dépendance au tabac. D'autres substances présentes dans cette plante et sa fumée y participent. Cette dépendance ne dépend d'ailleurs pas de la fumée. Ceux qui prisent, sucent ou mâchent le tabac en sont aussi dépendants que les fumeurs de cigarettes.

D'autres médicaments que la nicotine sont apparus. Le bupropion (Zyban®) donne des résultats assez comparables. Cependant il peut avoir des effets fâcheux qui contre-indiquent son usage chez certains patients. Il n'est donc autorisé que sur prescription et surveillance médicale. D'autres médicaments apparaissent. Certains empêcheraient la nicotine d'agir sur le cerveau. C'est le cas de la varenicline (Champix®), qui a obtenu aux USA l'autorisation d'être mise sur le marché. De même, en 2006 des vaccins contre la nicotine en sont aux essais cliniques. Les premiers résultats seraient prometteurs. Ils ne diminuent pas le besoin de fumer. Simplement, la cigarette ne calmerait pas ce besoin, car la nicotine ne pourrait arriver au cerveau. Le fumeur abandonnerait donc une cigarette qui ne le satisferait pas. Un vaccin ne serait efficace que s'il était très actif. Ce n'est pas encore le cas. Pour l'instant, on ne bloque pas l'entrée dans le cerveau de toute la nicotine qu'on absorbe: il suffirait d'en absorber davantage pour compenser. Il faudrait aussi que la protection assurée soit prolongée, or on ne sait rien encore de sa durée. Si elle était courte et si le besoin n'était pas complètement éteint, en particulier celui commandé par les situations-signal, il serait bien facile de ne pas faire les injections de rappel pour profiter à nouveau de sa cigarette. On n'a pas non plus d'idée sur les complications vaccinales éventuelles.

Le Rimonabant (Accomplia®) a une action originale, car il s'oppose à la stimulation de l'appétit que provoque le cannabis, et favoriserait une perte de poids. Il ne sera vraisemblablement pas commercialisé, mais une molécule voisine, le Surinabant, est à l'étude.

On ne peut cependant imaginer remplacer définitivement ses cigarettes par des médicaments. En prendre à vie coûterait au moins aussi cher que fumer. A long terme, il est pratiquement certain qu'ils auraient également des effets nocifs. Un médicament ne saurait gommer les nostalgies, les comportements sociaux, les habitudes acquises qui provoquent aussi le besoin de fumer. Ce n'est pas le manque des substances que contient le tabac, mais toutes ces situations, ces souvenirs qui font reprendre une cigarette après des années d'abstinence. Quand l'envie de fumer vous reprend avec force (ce n'est alors depuis longtemps plus un besoin), il n'est pas difficile de laisser le médicament dans sa boite. De plus, l'expérience montre que le fumeur préfère ses cigarettes, sa chique ou sa prise à tous les médicaments à la nicotine. Il les abandonne vite pour recommencer à fumer.

On peut dire pire des autres pratiques, acupuncture, hypnose, mésothérapie, auriculothérapie avec ou sans laser ou infrarouges, homéopathie. Toutes les fois qu'une étude sérieuse de leurs effets a été réalisée, elle a montré que les succès ne pouvaient pas du tout venir d'une efficacité réelle de la technique. L'influence du thérapeute, la croyance en la méthode ont des effets psychologiques prouvés qui expliquent parfaitement les résultats favorables. Dans certains cas, de véritables escrocs exploitent ainsi la détresse de fumeurs prêts à tout pour s'en sortir. Cependant cet effet psychologique, les sacrifices financiers consentis amènent certains à se libérer du tabac par ces moyens. Personnellement, je me suis fait enseigner quelques points d'acupuncture censés souverains. Si un consultant me dit que sa sœur a arrêté de fumer ainsi et qu'il veut en avoir, ou qu'il a déjà arrêté une fois grâce à l'acupuncture, je n'hésite pas à le piquer, en sachant que ce n'est qu'un moyen de tisser une bonne relation avec lui, et de lui transmettre quelques idées. Attention cependant: l'un d'eux est devenu brusquement très pâle et a fait un malaise rien qu'en voyant les aiguilles! Dans la mesure où ces pratiques ne sont pas dangereuses, je ne me sens pas autorisé à dissuader un fumeur de les essayer s'il y croit. S'il réussit, tant mieux, sinon cette expérience lui sera utile dans le long chemin qui l'amènera à s'arrêter.

Mais si vous pensez avoir réellement besoin de vous faire aider, allez au moins d'abord voir votre médecin. Il saura détecter, sous des troubles que vous attribuez au tabac, une affection quelconque qui demande à être soignée d'abord. Si votre généraliste ne se juge pas suffisamment formé pour vous suivre dans cette longue démarche de défume, pensez que le désarroi des fumeurs en fait une proie rêvée pour une foule d'aigrefins, sorciers ou tabacologues de pacotille auto-proclamés. N'importe qui peut se prétendre tabacologue. Consultez un vrai médecin, qui aura fait l'effort de suivre une formation et de passer un examen pour obtenir le Diplôme Interuniversitaire de Tabacologie, dont il a le droit de faire mention sur sa plaque et ses ordonnances. Il pourra vous prescrire s'il le juge nécessaire un traitement adapté et le surveiller, et vous aider psychologiquement. Evidemment, il y aura des tabacologues diplômés meilleurs que d'autres, mais le diplôme est la seule garantie que celui que vous choisirez ait une connaissance minimum du tabac et des fumeurs. Vérifiez donc qu'il le possède. Vous trouverez sur http://www.tabacologie.fr une liste de Centres de Tabacologie labélisés ***Ex-F*** (pour Ex-Fumeurs) par la Société d'Addictologie Francophone. Ils s'agit de centres sous le contrôle d'un médecin titulaire d'un Diplôme de Tabacologie, qui a signé une charte de comportement éthique. Vous pourrez aussi téléphoner à Tabac-Info-Service (08 25 30 93 10) qui de plus en plus contrôle que les consultations signalées sont bien tenues par des diplômés. Le site http://oft.spim.jussieu.fr vous donne la liste de toutes les consultations de tabacologie en France. Vous trouverez également sur les pages jaunes des adresses de médecins tabacologues, mais sans une garantie absolue.

Il n'y a pas que des médecins qui soient diplômés de tabacologie. Hormis quelques rares chercheurs qui n'auront pas directement affaire aux fumeurs, d'autres professionnels ont un rôle important. Les sages-femmes sont nombreuses à suivre cet enseignement, cherchant à dissuader les femmes enceintes d'enfumer leur fœtus ou leur nourrisson. Dans les consultations de tabacologie, les infirmières assurent un suivi qui, de nombreuses études l'ont montré, semble très efficace, peut être parce que les fumeurs les trouvent plus proches que le médecin. En milieu scolaire, dans les entreprises, elles apportent une information essentielle. Comme on l'aura compris, la défume est un long travail psychologique sur soi-même. Les psychologues sont particulièrement bien armés pour cette approche. Il y a aussi des pharmaciens, des dentistes, et aussi des enseignants et des militants d'organisations qui veulent profiter de leur position pour donner des conseils judicieux et souhaitent être mieux informés. Mais évidemment un médecin tabacologue saura détecter ce qui peut se masquer sous cette demande d'aide centrée sur le tabac, et lui seul pourra utiliser tout l'arsenal thérapeutique adapté à la prise en charge de certains fumeurs.

La seule façon de se protéger des maladies du tabac est d'arriver à s'en passer totalement et définitivement. Mais, parmi les malades atteints de grave insuffisance respiratoire, la plupart n'arrivent pas hélas à arrêter de fumer. Certains médecins ont proposé de les traiter par des médicaments à la nicotine pour diminuer leur risque, toujours dans l'optique que la nicotine remplace facilement le tabac. Il est vrai qu'elle diminue un peu l'importance de l'inhalation de fumée, parce qu'elle provoque un rassasiement. Cela peut rendre un peu plus confortable la vie de ces malades. Mais je trouve cette attitude extrêmement dangereuse. D'abord parce que dire que ce traitement diminuera le risque est un pur et dangereux mensonge. En effet, la quantité de fumée qu'on inhale chaque jour n'est de loin pas le plus important. Une célèbre étude anglaise portant sur près de 35.000 médecins suivis pendant 40 ans a conclu que si l'on fume 2 fois plus tous les jours, on multiplie son risque de cancer du poumon par 2. Mais si l'on fume 2 fois plus longtemps, on le multipliee par 23! C'est la durée du tabagisme qui est surtout responsable de ses complications. Or une étude a montré que des inhaleurs à nicotine ne diminuaient que de 10% seulement l'inhalation de fumée par rapport à des inhaleurs "placebo", qui ne fournissaient que le menthol parfumant les deux types d'appareils. De plus, pour diminuer ainsi le risque de seulement 10%, il faudrait utiliser ces inhaleurs **À VIE**. Or au bout d'un an, 90% des 400 sujets de l'étude avaient déjà jeté leurs inhaleurs à la poubelle, bien qu'ils les aient eus gratuitement. Dire à des patients qu'ils peuvent continuer à fumer à moindre risque s'ils prennent à vie des médicaments à la nicotine est donc faux et irresponsable, puisqu'on les incite ainsi à allonger la durée de leur intoxication. Connaissant les pratiques commerciales, ma crainte est que l'idée se répande, et que le conseil ne concerne plus seulement les *"grands insuffisants respiratoires qui ne pourront jamais arrêter"*. On voit déjà à la télévision *"Diminuez votre consommation et votre risque de moitié en suçant une gomme à la nicotine"*, et une voix à peine audible, pour atténuer le côté inacceptable de ce message, suggère que ce pourrait être une étape pour arrêter. Quel fumeur ne tousse pas un peu le matin. Déjà la machine est en route. Le prestigieux journal médical *"The Lancet"* a publié en avril 2006 un article disant que l'idée courante que 15% au plus des fumeurs risquaient une grande insuffisance respiratoire était une *dangereuse sous-estimation*, et que **TOUT** fumeur était à risque. Si le seul but était de faire prendre conscience qu'il vaut mieux cesser de fumer, je n'y verrais que bénéfice. Mais je gage qu'on finira un jour par suggérer à **TOUT** fumeur de prendre des médicaments à la nicotine pour diminuer son risque. Il considérera ce conseil comme une autorisation à continuer à fumer. Diffuser une telle idée serait aussi criminel que le caractère reconnu fallacieux des *cigarettes légères*, qui n'ont en aucune façon diminué le risque à fumer. Pressentant la levée de boucliers qu'elle risquait de susciter, les promoteurs de cette idée ont battu en retraite. Ils disent maintenant qu'on peut continuer à fumer en utilisant ces médicaments, mais *dans l'optique d'une préparation à l'arrêt...* Je crains qu'ils espèrent, pas nécessairement en vain, que cette *préparation dure*...indéfiniment.

Médicaments et pratiques diverses peuvent être des béquilles temporaires pour aider à sauter le pas. Ils aident à vivre les premières semaines d'un arrêt que l'on s'imagine impossible. Mais s'encombrer à vie de prothèses n'est pas une solution. Il faut arriver à marcher seul, et lâcher les béquilles. Ce qui m'importe n'est pas que mon consultant sorte de mon bureau en ne fumant pas. C'est que, quand il arrêtera, ce soit pour de bon et définitivement. Pour cela, il ne peut compter que sur un profond changement de son équilibre intérieur. Cela doit se passer dans son esprit.

La télévision fait croire qu'arrêter de fumer a une solution médicamenteuse. Elle est totalement silencieuse sur le travail psychologique à accomplir, le seul qui donne des succès définitifs. Cette idée qu'on pourra toujours recourir à un médicament salvateur peut inciter certains à repousser l'idée d'arrêter à plus tard, c'est-à-dire aux calendes grecques.

Idées-force

La nicotine n'explique pas à elle seule la dépendance au tabac
Celui-ci contient bien d'autres substances

La nicotine médicamenteuse
(Gommes, timbres, pastilles, inhaleurs)
est utile pour passer les premières semaines de l'arrêt
A long terme, les résultats sont médiocres

C'est la durée d'exposition au tabac qui tue
Fumer **2** paquets par jour au lieu de **1**
double le risque par **2**
Fumer **20** ans au lieu de **10** le multiplie par **23**

Prendre des médicaments à la nicotine en continuant à fumer ne diminue pas le risque.
Le préconiser est **CRIMIINEL**

Le Zyban est efficace comme la nicotine
Il peut faire courir des risques
Il ne doit être utilisé que sur prescription et surveillance médicale

---

L'acupuncture et ses dérivés, l'hypnose, l'homéopathie etc..
n'ont pas prouvé d'efficacité réelle
Leur effet psychologique peut être utile

La réduction du risque: EXPLOSIF

Un autre rêve du fumeur serait que le tabac puisse devenir anodin. Le problème serait donc résolu. Le café, le thé sont de simples stimulants, hormis les problèmes de plaisir gustatif. Les effets du tabac ne sont guère différents, il donne même un sentiment de relaxation. Médecin, je ne suis absolument pas anti-tabac: je suis anti-cancer, anti-infarctus, anti-bronchite chronique, anti-pauvreté, anti-toutes les misères personnelles et sociales qu'engendre la dépendance au tabac. S'il pouvait ne plus donner de cancer, d'infarctus, d'insuffisances respiratoires, pourquoi lutter contre lui, si ce n'est par simple puritanisme ? Si une industrie se développe, c'est que son produit a une utilité qui provoque une **demande**. Si celle-ci disparaît, l'industrie avec, comme celle qui fabriquait des moulins à café à manivelle. Le tabac s'est répandu dans le monde entier avant que sa production soit industrialisée. On ne supprimera pas le tabagisme en supprimant l'industrie.

Mais on peut, on devrait la contrôler. Une réflexion élémentaire qui devrait faire l'unanimité est qu'au moins on devrait **TOUT** faire pour que ceux qui n'arriveront jamais à arrêter de fumer le fassent à moindre risque, et infléchir les politiques industrielles dans ce sens. **GROSSIÈRE ERREUR** d'appréciation. Le sujet est tout bonnement **EXPLOSIF**. Envisager cette possibilité vous fait immédiatement classer dans le camp du **MAL**, à la solde des tabagiers. L'argument est simple: s'il y a moins de risques à fumer, les fumeurs ne s'arrêteront pas. Pourtant, comme le fait remarquer avec justesse le tabacologue italien Vincente Zaga, on ne considère pas comme diabolique d'avoir abandonné les freins à tambour pour les freins à disque et l'ABS, sous prétexte que les automobilistes en profiteraient pour conduire comme des fous.

On peut être totalement anti-alcool, car dans les boissons alcoolisées, c'est l'alcool qui cause à la fois la dépendance et les dégâts. Le problème est différent pour le tabac. Les substances qui provoquent le cancer, l'infarctus et les insuffisances respiratoires **NE SONT PAS** celles qui provoquent la dépendance. Il est donc imaginable de supprimer du tabac les substances nocives.

Les tabagiers n'ont évidemment pas intérêt à tuer leurs bons clients. Ils ont déjà fait des efforts réels. D'abord par une sélection de variétés de tabac produisant moins de goudrons, par des améliorations des conditions de préparation, avec une utilisation croissante de tabacs non fermentés séchés à l'étuve qui produisent moins de nitrosamines cancérigènes. Par ailleurs, la technologie de la cigarette a évolué. On a obtenu une moindre production de goudrons et d'oxyde de carbone en favorisant une combustion plus vive, à température plus élevée, grâce à une meilleure oxygénation du foyer. On l'obtient en utilisant des papiers plus poreux, qui laissent entrer l'oxygène et diffuser l'oxyde de carbone à l'extérieur. On utilise aussi dans ce but des tabacs reconstitués, qui peuvent représenter 50% du tabac d'une cigarette. On les fabrique souvent comme le papier. On fait une pâte à papier avec des nervures et des débris de feuilles de tabac broyés dans l'eau. On en fait des feuilles qu'on réimprègne de nicotine, ou d'un concentré de ce qui a été extrait par l'eau. On les découpe en *scaferlati.* C'est ainsi qu'on nomme les fines lanières de tabac. Ces tabacs foisonnent beaucoup, permettent un meilleur passage de l'air, et l'on peut de plus en mettre moins pour un même volume de cigarette. On utilise également des tabacs reconstitués par compression. Des progrès ont également été faits pour les filtres. Ceux qui contiennent du charbon actif retiennent assez efficacement certains composés de la fumée très irritants pour les voies respiratoires.

Ces progrès expliquent que, contrairement à une opinion répandue chez les fumeurs qui les considèrent comme plus *naturelles*, les cigarettes roulées à la main sont plus dangereuses que les cigarettes industrielles. L'humidité mal contrôlée, le développement de moisissures, le serrage inégal du boudin de tabac, l'absence fréquente de filtres et le caractère sommaire de ceux-ci, la tentation pour des raisons économiques d'incorporer un peu de tabac non brûlé d'un ancien mégot, tout cela peut multiplier par deux le risque de cancers de la gorge. Cependant, ces améliorations ont leurs limites. Toute fumée est dangereuse, celle du tabac ne fait pas exception. Théoriquement, les cigarettes ultralégères diminueraient la dangerosité, puisque si les trous percés dans le filtre laissent rentrer 70% d'air de la pièce dans chaque bouffée, une bouffée de 35cm3 aspirée par la machine à fumer ne contient plus que 10 cm3 de fumée, et c'est quantité de nicotine et de goudrons qu'elle aura retirée ainsi d'une cigarette qu'on va imprimer sur les paquets. Mais le fumeur n'est pas une machine. Il peut prendre des bouffées plus grosses, plus souvent, donc plus de bouffées par cigarette, et laisser de tout petits mégots. Il ne s'en prive pas. Comme il arrive à avoir **sa dose** même en fumant une ultralégère, il ne diminue donc pas du tout son risque. Simplement, comme il inhale plus profondément une fumée plus diluée, les cancers se développent plus loin dans les poumons. C'est donc une pure invention marketing, une véritable escroquerie morale. Bien que cette pratique ait été dénoncée voici plus de 25 ans par le Pr Kozlowski aux USA, l'Organisation Mondiale de la Santé et l'Union Européenne viennent seulement d'interdire les appellations *"légères, mild, ultramild etc... "*, parce qu'elles trompent le public et donnent au fumeur un faux sentiment de sécurité. Il est donc tout à fait curieux que ces autorités continuent à édicter des limites de rendement en goudrons, en oxyde de carbone et même en nicotine, ce qui revient justement à cautionner l'idée que des cigarettes à faible rendement *machine* seraient moins dangereuses!

Limiter le rendement en goudrons n'a d'ailleurs aucun sens. La plus grande partie des constituants des goudrons sont des substances inertes, sans aucun danger. Mais ils contiennent aussi des substances qui, bien qu'en quantité minime, sont extrêmement dangereuses. Ainsi les nitrosamines, qui sont de très puissants cancérigènes, représentent au total moins de la millième partie du poids total de goudrons. Les variations de leur concentration sont telles que ce sont parfois les fumées qui produisent le moins de goudrons qui contiennent le plus.!

Quant à limiter le rendement en nicotine à 1mg par cigarette, comme l'a décidé la Commission Européenne, on croit rêver. Cela ne gêne en aucune façon les tabagiers, puisqu'il y a longtemps qu'aucune cigarette en Europe n'atteint ce rendement. De plus, la nicotine a plutôt tendance à diminuer la consommation de tabac, le fumeur étant plus rapidement rassasié. Les tabagiers ont donc tout intérêt à faire des cigarettes à faible rendement en nicotine, car pour avoir leur dose les fumeurs en consomment davantage. Mais surtout la nicotine limite l'importance de l'inhalation. On absorberait donc d'autant moins de fumée, donc de goudrons et de substances irritantes, que les cigarettes seraient riches en nicotine. L'intérêt de la santé publique serait donc au contraire de recommander des cigarettes apportant le plus possible de nicotine tout en étant acceptables (car les fumeurs les trouvent souvent trop fortes), et le moins possible de goudrons. Comme le danger vient surtout des substances nocives des goudrons et des substances irritantes, on diminuerait réellement le danger. J'estime scandaleux que, sous la pression d'activistes aussi ignorants que puritains, les instances internationales ne tiennent aucun compte de données scientifiques aussi évidentes. On peut aussi se demander quelles peuvent être les pressions exercées aussi bien par l'industrie du tabac que par l'industrie pharmaceutique. Celle-ci ne me semble pas avoir renoncé à promouvoir l'utilisation de la *bonne* nicotine de ses gommes, patches ou inhaleurs dans le but de diminuer le risque à fumer, ce que j'ai dénoncé plus haut.

Si la cigarette est si dangereuse, on peut essayer de passer à la pipe, ou au cigare. Il est exact que ces deux modes d'usage sont moins risqués. Ceci tient à ce qu'on n'inhale en général pas leur fumée, qui ne fait qu'un aller-retour dans la bouche, d'où la nicotine passe directement dans le sang à travers la muqueuse. Les tabacs bruns pour la pipe ont une fumée très alcaline et agressive, difficile à inhaler, malgré les systèmes destinés à retenir nicotine et goudrons souvent placés dans le tuyau. Les fumeurs de pipe sont donc moins exposés aux accidents pulmonaires, bronchite chronique et cancers. Mais ils le sont un peu plus aux cancers de bouche et en particulier de la langue, du fait des brûlures répétées causées par l'arrivée d'une fumée encore à haute température à l'extrémité du tuyau. Par contre, les fumeurs de cigarettes qui essayent de passer à la pipe ont tendance à conserver leur habitude d'inhalation, ce qui est facilité parce qu'ils utilisent souvent des tabacs blonds dont la fumée est plus douce. La réduction du risque est donc moindre que ce qu'on pourrait espérer. Surtout, le vrai fumeur de pipe a une structure psychologique particulière. Que ce soit naturel ou l'effet d'un grand contrôle sur lui-même, il se veut plus calme, moins stressé, moins *"speed"* que le fumeur de cigarette, il prend son temps. Peu nombreux sont donc les fumeurs de cigarette qui arrivent à la troquer durablement pour la pipe.

Quant aux cigares, après les premières bouffées, leur fumée devient très forte et âcre, ce qui ne favorise pas l'inhalation. Ce serait donc favorable, mais leur coût est tellement élevé que les fumeurs exclusifs de cigares sont rares. De ce fait, hormis quelques nababs, ce sont plutôt des fumeurs occasionnels, dilettantes hédonistes aisés, qui jouent les *connaisseurs*. Tant mieux pour eux s'ils arrivent à ne fumer qu'un cigare par semaine. Mais le cigare serait ruineux pour les fumeurs très dépendants. Ce ne sera donc jamais un moyen de réduire concrètement le risque dans une large population, sans parler des précaires qui ne pourront jamais se les payer.

Méfiance aussi concernant les *"bidis"* indous, qu'on trouve dans certaines boutiques orientalistes, avec les bâtonnets d'encens dont la fumée n'est pas meilleure. Beaucoup de gens croient qu'il ne s'agit pas de tabac, et qu'ils ne peuvent être vraiment dangereux, ils sont si petits! *"Je suis contente, j'ai arrêté la cigarette depuis que j'ai découvert les bidis! C'est la seule chose qui me calme l'envie de tabac! Vous devriez les prescrire, c'est formidable!"* me disait une dame. Ben oui, pas étonnant que ça marche, puisque c'est du tabac, même assez costaud, roulé en général dans des feuilles de l'arbre à kakis.

Une mode se répand également, celle du narguilé. Plus d'une centaine de cafés orientalistes le proposent en région parisienne. L'idée que ce serait une pratique moins nocive tient à d'abord à ce que le tabac n'est théoriquement pas brûlé mais distillé. Humidifié, il est chauffé par un charbon de bois dont le sépare une feuille d'aluminium perforé. Les gaz chauds qui le traversent entraînent avec leur vapeur d'eau la nicotine et les arômes. Ceci devrait diminuer considérablement la production de goudrons. De plus, le mythe du lavage de la fumée par l'eau dans laquelle elle barbote avant d'être inhalée par le fumeur suggère une purification. Effectivement, l'eau retient un peu de nicotine et de goudrons qui se condensent dans l'eau froide, et encrassent le tuyau d'aspiration. Le goudron est clairement visible, troublant de marron l'eau du bocal. Celle-ci retient bon nombre de substances irritantes qui sont solubles, comme le formol, l'acroléine. La fumée plus douce permet au fumeur d'en inhaler directement des volumes très importants, très loin dans les poumons, sans stockage intermédiaire dans la bouche. Les bouffées sont de volume variable selon la force des tabacs, mais souvent autour de 200 à 500 ml, parfois plus. Le fumeur adapte ainsi sa manière de fumer pour absorber autant de produits que le fumeur de cigarettes, comme en témoignent les taux de cotinine dans le sang, équivalents chez les fumeurs exclusifs de narguilé ou de cigarettes. Mais le charbon de bois, ainsi que des charbons nouveaux à allumage rapide, constituerait un risque tout à fait particulier du fait de l'énorme production d'oxyde de carbone. Il y a encore peu de travaux scientifiques sur le narguilé et sa fumée. Ils sont complexes à réaliser du fait des variations considérables qui concernent les tabacs, les substances ajoutées, le volume des bocaux, le comportement des fumeurs et de ce que beaucoup de fumeurs fument aussi des cigarettes. Mais deux de mes anciennes élèves libanaises ont observé une importante diminution de la fonction respiratoire chez des fumeurs exclusifs de narguilé.

L'attraction pour ces salons orientalistes exotiques ne me semble qu'un snobisme temporaire, hormis dans les populations d'origine maghrébine, dont les jeunes peuvent y voir un retour à des valeurs traditionnelles. Je pense qu'il y a peu de risques de voir l'usage du narghilé diffuser largement en France. Il demande beaucoup de temps, tant pour le cérémonial d'allumage qui est un de ses charmes, que pour le temps à le fumer dans de longues conversations. Il faut avoir la vie devant soi pour le faire. C'est un contexte culturel très éloigné des habitudes et du rythme de vie occidental. Nous ne savons pas encore quels en sont les risques réels. Selon Kamal Chaouachi, sociologue et anthropologue qui connaît le mieux cette pratique, beaucoup d'utilisateurs ne semblent pas en être dépendants, fumant par exemple seulement une fois par semaine. Leur risque est donc peu élevé, tenant plus à cette faible fréquence de fume qu'à une moindre nocivité de la fumée. Mais un fumeur de cigarettes est très dépendant. Il semble illusoire qu'il se satisfasse d'un tel rythme de consommation. Il y a donc de grandes chances pour qu'il ne puisse totalement abandonner ses cigarettes pour le narguilé sans en devenir un consommateur excessif. Cigarettes ou narguilé, ou une combinaison des deux, il lui faut la dose de produits de la fumée qui pourra satisfaire sa dépendance, et son inhalation totale ne variera guère, pas plus que les risques qu'il encourt. Car c'est la fumée qui est responsable de l'essentiel des risques qui menacent un fumeur. C'est la combustion qui produit les substances nocives. D'abord l'oxyde de carbone. Il est nécessaire à la constitution de ce fameux athérome qui obstrue les artères. Celles des jambes avec le risque d'amputation, celles du coeur avec la menace d'infarctus, celles du cerveau avec le risque d'attaques qui vous laissent paralysé voire grabataire. On ne voit pas plus d'athérome chez les utilisateurs de tabac non-fumé, chiqueurs ou priseurs, que chez les non-fumeurs. Ensuite c'est dans la fumée qu'on trouve toutes les substances irritantes pour les bronches, formol, acroléine et autres, qui aboutissent aux bronchites chroniques et aux graves insuffisances respiratoires. Rien de tous ça chez ceux qui utilisent le *tabac sans fumée*. Une exception cependant, les priseurs de poudre sèche, la *"Neffa"*, nombreux en Afrique du Nord, qui arrivent à inhaler cette poudre loin dans les poumons et développent des insuffisances respiratoires dues à ces poussières. Beaucoup de substances cancérigènes se forment également pendant la combustion. Ce n'est pas propre au tabac. On connaît depuis longtemps le cancer des goudronneurs et celui des ramoneurs. Mais le tabac non fumé contient déjà certains cancérigènes, comme les terribles nitrosamines.

C'est essentiellement pour cette raison qu'en 1992 l'Union Européenne a interdit la vente en Europe de certains tabacs sans fumée. Il s'agissait de tabacs en poudre légèrement humides, souvent enfermés dans de petits sachets en papier comme des sachets de thé, que l'on plaçait dans la bouche, en général derrière la lèvre supérieure. Aux USA, ils avaient échappé à l'interdiction de publicité pour les cigarettes. Les firmes tabagières en avaient profité pour faire une grande propagande télévisée, disant qu'il était plus facile de jogger avec un *"Skoal Bandits®"* dans la bouche qu'avec une cigarette. Cela leur avait valu un grand succès, en particulier auprès des enfants. Or une grande émotion avait été soulevée par l'histoire d'un jeune garçon de 11 ans qui avait développé un cancer de la bouche. La SEITA venait de commercialiser les "Skoal Bandits®" en France, sans grand succès d'ailleurs, lorsque arriva l'interdiction.

On peut certes se poser des questions sur le rôle de ce tabac dans l'apparition aussi rapide d'un cancer chez un aussi jeune garçon. Mais il est vrai que ces tabacs américains contiennent des quantités énormes de nitrosamines, près de 10 fois ce qu'apporte celui d'une cigarette. Mais ce n'est pas le cas en Suède. Ce type de tabac à sucer est traditionnel dans ce pays de marins. Il y a plusieurs marques, mais le *"Snus®"* finit pas désigner tous ces tabacs en Suède. Il diffère complètement de ses homologues américains et des autres tabacs de ce type, car les suédois sont arrivés à en éliminer pratiquement totalement les nitrosamines, en jouant sur le choix des lots de tabacs et en évitant la fermentation. En Suède, sur 44% des hommes qui utilisent le tabac, seuls 14% le fument encore, 30% utilisent désormais le snus. Ce n'a pas été sous l'influence d'une pression gouvernementale, c'est parce qu'ils savent le snus infiniment moins dangereux que la cigarette. La Suède est le pays au monde où l'on compte le moins de cancers. L'usage du snus n'augmente pas le risque global de cancers, y compris de la bouche, ni celui d'infarctus. On estime à 98% la diminution générale du risque par rapport à la cigarette. De plus, ne produisant pas de fumée, le snus élimine totalement les risques du tabagisme passif. On n'incommode pas son voisin en suçant un sachet de snus. On comprend donc bien que lors de son adhésion à l'Union Européenne, la Suède ait posé comme condition qu'on ne touche pas à son snus. De plus, même si le snus est très accrocheur, beaucoup de suédois l'utilisent comme un moyen d'arrêter de fumer, et finissent par se débarrasser du snus, peut-être un peu parce que se mettre du tabac dans la bouche est relativement peu ragoûtant, même enveloppé dans un petit sachet de papier. C'est d'ailleurs beaucoup les hommes qui l'utilisent, les femmes trouvent sans doute que c'est peu élégant, et sont peut-être elles-mêmes plus séduites par la grâce du geste de la main qui tient une cigarette. Mais contrairement à un sentiment normal de répulsion, sucer du snus est en fait moins sale que l'horrible mélange de goudrons qui se dépose dans la bouche avec la fumée de cigarettes ou le jus de pipe, et beaucoup moins dangereux.

La cause devrait donc être entendue. Hélas, malgré le soutien des meilleurs experts mondiaux, la demande de levée de l'interdiction qu'avaient formulée le Royaume uni et l'Allemagne a été refusée par la Cour de justice Européenne en décembre 2004. On est en droit de se poser des questions sur les raisons d'une telle décision, proprement scandaleuse sous l'angle de la santé publique. Interdire la commercialisation d'un produit cent fois moins dangereux, en laissant en vente cigares, cigarettes et même tabacs à mâcher et prises diverses (Makhlas) est incompréhensible. Les activistes puritains se déchaînent contre le snus, entretenant la confusion avec les tabacs américains et indous, prétendant qu'il s'agit là d'une porte d'entrée des jeunes vers la cigarette. Or l'inverse est vrai. La plupart des utilisateurs de snus sont d'anciens fumeurs. On estime que pour un fumeur qui a commencé par le snus, il y en a quatre qui ont fait le chemin inverse.

Les firmes pharmaceutiques qui vendent la nicotine soutiennent évidemment l'interdiction du snus, qui est un concurrent redoutable. Car les fumeurs n'aiment guère les gommes à la nicotine. Le pourcentage de ceux qui en deviennent dépendant parmi ceux qui ont arrêté de fumer en les mâchant est très faible, et n'est pas différents de ceux qui continuent à mâcher de simples chewing-gums. Par contre, les utilisateurs de snus lui sont aussi accrochés qu'un fumeur à sa cigarette. Certes une étude américaine tend à démontrer que le tabac à sucer (il ne s'agit pas de snus suédois) peut constituer une étape pour l'arrêt du tabac. Cette étude, financée par des groupes tabagiers, est cependant à prendre avec réserve. Car si passer du tabac au snus semble assez facile, au moins dans une société ou cette forme est admise et traditionnelle, abandonner le snus ne l'est certainement pas. Mais, pour ceux qui ne peuvent arrêter de fumer, c'est au moins en espérer une réduction considérable du risque, et en particulier un meilleur confort pour les grands insuffisants respiratoires.

Les compagnies tabagières se sont laissé prendre de vitesse par la petite compagnie suédoise (Swedish Match) qui fabrique le snus. Elles cherchent actuellement à combler leur retard pour la conquête de ce marché auquel elles ne croyaient pas. Il est évidemment de bonne guerre qu'elles fassent tout pour obtenir une sorte de moratoire, qui évite à Swedish Match d'occuper le terrain en Europe tant qu'elles ne sont pas prêtes à lancer leur propre produit. Nul doute que leurs lobbies aient intérêt à faire pression sur la Cour de justice Européenne.

Les Etats, et leurs ministres des finances, se satisfont très bien du niveau de tabagisme actuel qui leur assure d'aussi belles rentrées fiscales (13 milliards d'Euros annuels en France). On dit de belles paroles, on subventionne d'autant plus facilement de belles actions spectaculaires qu'on les sait peu efficaces. Il y a un risque que ce type de tabac rapporte moins. Autant ne pas trop insister et se garder d'aller à l'encontre de la Cour de Justice.

Et la recherche

Peut-on aller plus loin ? Il est bien d'éliminer les produits les plus dangereux. Le snus me semble un grand progrès, même s'il soulève l'ire des prohibitionnistes. Mais il conserve cependant vraisemblablement une part de danger. L'idéal serait d'aboutir à des produits qui ne conservent que les molécules qui satisfont le fumeur, et dont on aurait vérifié l'innocuité. La nicotine en fait certainement partie, mais hélas il est maintenant clair qu'elle ne peut à elle seule remplacer le tabac. Il existe d'autres substances, comme les IMAO (inhibiteurs de monoamine oxydases) qu'on retrouve dans la fumée (mais guère dans le tabac oral pourtant très addictif), qui augmentent et prolongent les effets de la nicotine. Je suspecte depuis longtemps des arômes du tabac, qui pourraient nous mener par le bout du nez, comme les phéromones des papillons femelles attirent les mâles à grande distance. Des essais d' *aromathérapie* n'ont pas eu de succès commercial. Une maison américaine commercialise dans ce sens des *cigarettes* (Aeros) que l'on n'allume pas. Lorsqu'on aspire dans un tube plastique, on inhale un mélange de nicotine et d'arômes de tabac. Renseignement pris, il s'agit non pas d'arômes synthétiques, mais d'extraits aromatiques de tabac. Ce produit devrait évidemment être moins dangereux que la cigarette. Il n'est pas présenté comme une aide à l'arrêt, mais comme un remplacement qui se voudrait définitif. Cependant il n'y a aucune étude contrôlée sur la façon dont les fumeurs l'acceptent, la durée pendant laquelle ils l'utilisent, et apparemment aucun contrôle toxicologique. Nul ne sait quelles seraient les conséquences de l'utilisation **A VIE** de nicotine seule et de l'éventuelle nocivité de ces extraits. La démarche est intéressante, mais il s'agit évidemment de l'exploitation d'un créneau commercial, qui laisserait le fumeur dépendant d'un comportement qui lui soutire d'énormes ressources, avec simplement un changement de bénéficiaire.

Et si utiliser le tabac devenait un risque acceptable ? Que deviendraient les lobbies des prohibitionnistes anti-tabac dont c'est le fond de commerce. On comprend bien leur levée de bouclier contre le snus, comme on comprend bien qu'ils se soient **TOUJOURS OPPOSÉS** au développement d'une véritable recherche scientifique sur le tabac. La folie puritaine est telle que non seulement les chercheurs qui reçoivent des fonds des tabagiers se voient interdire le droit de publier leurs résultats, mais tout contact avec l'industrie du tabac est dénoncé comme un pacte avec le diable. Or les chercheurs et ingénieurs de cette industrie sont les seuls à connaître cette plante, les secrets de fabrication des cigarettes. Elle est la seule industrie à avoir intérêt à développer des recherches pour voir diminuer la dangerosité de ses produits. Se priver de contact avec elle équivaut à se priver d'ambassades et de services secrets dans les compétitions et conflits internationaux.

Car il est difficile de comprendre autrement que le quart de siècle d'efforts que j'ai faits dans ce sens en créant la Société de Tabacologie n'aient eu aucun résultat, que les lobbies pharmaceutiques aient eu la peau de cette société, et qu'aucune unité des grands instituts de recherche scientifique ne soit encore consacrée à l'étude de cette plante, que tout le monde s'accorde à considérer comme la plus grande cause de maladie et de mortalité dans notre pays (et j'ajoute, personnellement, de **pauvreté**).

Quant aux fumeurs, dont le nombre devrait représenter un groupe de pression considérable pour pousser les gouvernements à promouvoir une politique de recherche, ils sont étonnamment silencieux. Ils se mobilisent face au SIDA, au cancer, aux tsunamis. Il y a des *"Sidactions"*, pas de *"Cigactions"*. On comprend qu'ils ne souhaitent profondément pas voir se développer une recherche qui les aiderait réellement très efficacement à arrêter, puisque elle s'attaquerait à un comportement qu'ils considèrent comme vital. Subventionner une telle recherche serait pour eux financer l'armement d'un ennemi mortel. Même si vous souffrez d'obésité, financeriez vous une recherche dont le but serait de supprimer tout goût aux aliments, tout plaisir à manger ? Ce qu'on comprend moins, c'est pourquoi ils ne se battent pas pour que le tabac devienne moins dangereux. En fait, je crois que c'est parce que ce qui fait tout le prix d'une cigarette n'est pas tellement les substances chimiques, nicotine et autres qu'elle apporte, mais tous ce qui est associé à son usage social. Cette perte, la perte d'identité que cela représente sont aussi ressentis comme un risque mortel, la vie ne valant pas la peine d'être vécue sans tabac.

Les suédois ont une longue tradition de tabac chiqué. C'est sans doute pour cela que le snus s'est autant développé chez eux. En serait-il de même en France ? L'échec commercial des Skoal Bandits laisse planer un doute sur ce point.

Idées-force

C'est la fumée qui constitue le risque majeur du tabac
Le tabac sans fumée est moins dangereux

Seul l'abandon définitif de tout tabac
permet une réduction de tous les risques,
y compris financier.

La recherche scientifique serait le seul moyen
de trouver des solutions au tabagisme
Les intérêts en jeu sont tels que

PERSONNE n'en a **ENVIE...**
et surtout pas les fumeurs, qui ont une
PEUR MORTELLE qu'elle réussisse

Evaluations

Evaluez vous à nouveau, et comparez avec vos anciens scores :

Pas du tout — **J'ai peur d'arrêter de fumer** — Tout à fait

Mesurez votre accord avec les phrases suivantes:

Pas du tout — **Il FAUDRAIT que j'arrête de fumer** — Enormément

Pas du tout — **J'ai ENVIE d'arrêter de fumer** — Absolument

Pas du tout — **Je pense que je vais réussir à arrêter pour de bon** — Enormément

En attendant que Ça mûrisse

Evidemment on s'attache aussi à la cigarette pour d'autres raisons que le tabac. C'est la beauté du geste, le fait de jouer avec le feu, de voir monter les volutes de fumée, la convivialité, les échanges, l'atmosphère chaude d'une ambiance enfumée. Mais on ne devient pas accroc de cigarettes d'herbes parfumées, de feuilles d'eucalyptus. Il faut le tabac derrière tout cela. Celui qui n'arrive pas à se passer de tabac pourrait donc déjà essayer de se passer de ces gestes, dans ces circonstances, tout en continuant à absorber toutes les substances que réclame son corps dépendant de la cigarette. Les succès des médicaments à la nicotine viennent donc de ce qu'ils permettent de diminuer le besoin de tabac pendant qu'on apprend à vivre sans tabac toutes les **SITUATION-SIGNAL** dont il faut absolument éteindre le pouvoir. Il est certain que la nicotine joue sa partie dans la dépendance, car les cigarettes complètement dénicotinisées ont été un grand échec commercial. Elle donne au fumeur certaines des sensations que lui apporte la cigarette, mais elle ne suffit cependant pas à créer et à entretenir cette dépendance, pas plus qu'à l'assouvir. On n'accroche pas à la nicotine comme au tabac, fumé ou pas. C'est comme la photo de la grand-mère, qui aide un peu à garder le souvenir de la grand-mère et à supporter son absence, mais ce n'est pas la grand-mère. C'est pourquoi les médicaments à la nicotine ne peuvent remplacer le tabac. Vous l'avez peut être vous-même déjà constaté. La durée **moyenne** pendant laquelle les fumeurs utilisent les gommes, timbres et autres avant de les abandonner, même quand on les leur donne gratuitement, ne dépasse pas un mois! Ces produits sont certes actifs, mais n'ont d'effet que dans les toutes premières semaines d'abstinence. C'est pour cela que, pour un fumeur, entre un chewing-gum à la nicotine et le snus : *"Y'a pas photo"*. Le snus serait un substitut idéal beaucoup mieux accepté par le fumeur que la seule nicotine. C'est pourquoi on peut espérer que la sagesse finira par l'emporter, et que l'interdiction de vente sera un jour levée.

Ainsi, si réellement vous n'y arrivez pas, si vous ressentez des troubles qui vous rendent l'abstinence insupportable, et si les gommes ou timbres à la nicotine ne vous ont pas apporté le soulagement espéré, je vous propose un petit exercice. C'est un passage à l'acte, et vous aurez compris qu'il s'agit d'une stratégie capitale pour développer le **DÉSIR** d'abandonner la cigarette. Faire quelque chose de concret, prendre le **costume du défumeur**, agir, et l'on finit par se prendre au jeu. L'habit finit par faire le moine.

C'est un petit travail artisanal qui développera votre motivation. Essayez vous à bricoler des sachets de tabac à sucer genre snus pour votre utilisation personnelle. Si vous accrochez, vous commencerez à apprendre à vous passer du geste. Mais comme vous n'aurez pas la facilité d'acheter tout préparé du snus chez votre buraliste, vous vous lasserez vraisemblablement vite de ces travaux manuels, qui pourront donc constituer une étape vers votre défume totale.

Exercice

Matériel

- Un paquet de cigarettes de votre marque favorite- Une boite avec couvercle genre *Tupperware®*.
- Une paire de ciseaux bien affûtés.
- Un couteau.
- Un filtre à café en papier.
- Un bâton de craie (vérifiez qu'elle dégage des bulles lorsqu'on lui ajoute du vinaigre).
- Un petit pinceau.
- Un peu de farine ou d'amidon (Maïzena), ou de la colle liquide à la gomme arabique

Mode opératoire

1.- Enfermez pendant quelques heures quelques cigarettes dans la boite avec un peu de papier mouillé ou une petite éponge humide, pour les hydrater sans les détremper.

2.- Diluer $^1/_2$ cuillérée à café de farine ou de Maïzena® dans 10 cm^3 d'eau chaude (ou passer 15 secondes au micro-ondes). Laissez un peu épaissir cette colle qui doit rester un peu liquide).

3.- Aplatissez fortement une cigarette entre deux doigts, ou avec les pouces contre un plan dur, filtre y compris. Si elle est assez humidifiée, la cigarette doit garder la forme.

3.- Enlevez le filtre. Pour passer entre le tabac et le filtre, coupez la cigarette aux ciseaux en prenant 3mm environ du papier manchette. Puis découpez la en quatre tronçons. Avec une Gauloise Blonde®, ils feront environ un centimètre et demi.

4.- Découpez dans le filtre à café un rectangle de 5 x 3,75cm. Vous pouvez le dessiner sur un bristol, le découper pour en faire un gabarit. *(Le papier à cigarettes ne convient pas, il n'est pas assez poreux et perméable).* De chaque côté de la longueur, faites un ourlet de 1,25cm environ. De chaque côté de la largeur, un ourlet de 1,5cm environ. Marquez bien les plis. Vous obtenez 9 rectangles, dont l'un central (n°5) fait environ 2 x 1,25cm comme sur le schéma. Grattez au couteau gros comme un demi grain de riz de poudre de craie que vous déposez sur ce rectangle.

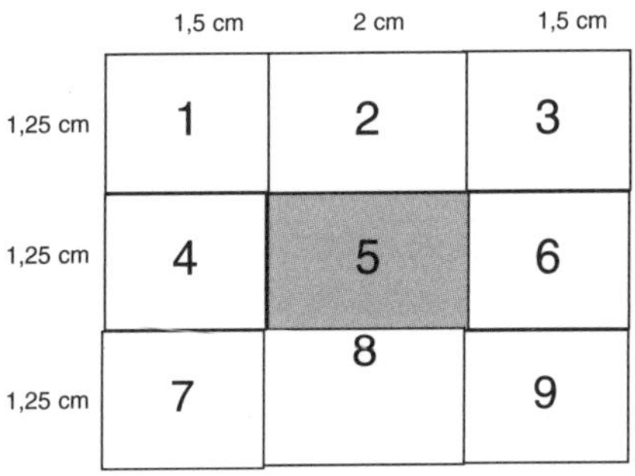

5.- Comprimez fortement entre deux doigts un des tronçons de cigarette, pour faire un pli bien marqué. Découpez le aux ciseaux pour libérer le tabac. En vous aidant de la lame du couteau, faites glisser le tabac dans le rectangle 5. Il ne doit pas s'éparpiller s'il est assez humide et bien comprimé. Saupoudrez le avec un demi grain de riz de poudre de craie.

6.- Avec un pinceau fin, déposez une trace de colle sur les rectangles 1 et 3. Rabattez la bande du haut et collez 1 sur 4 et 3 sur 6 en pressant fortement. Le rectangle 2 vient recouvrir le tabac.

7.- Encollez la bande 7-8-9 que vous rabattrez sur l'envers de 1-2-3 pour fermer le paquet. Comprimez bien, surtout de chaque côté du tabac, éventuellement avec le manche du pinceau.

8- Laissez sécher. Découpez aux ciseaux l'excès de papier (en laisser 2 à 3 mm)

Mode d'emploi

Si vous ressentez un besoin irrépressible de fumer, commencez à compter jusqu'à 24, ou buvez un grand verre d'eau, ou faites 5 inspirations abdominales profondes, ou faites un petit exercice de relaxation en vous disant *"C'est une vague de besoin, Ça va passer"*.

Si vraiment ça ne passe pas, placez un sachet dans la bouche devant vos dents du haut, sous la lèvre supérieure qui le tiendra en place. Placez de préférence contre les dents la face 5 qui n'a qu'une couche de papier. Cet emplacement est important, car il n'y arrive pas de canal amenant la salive. Elle détremperait trop rapidement le papier qui est fragile et se percerait. De plus, à cet endroit, on n'est pas tenté de mastiquer le sachet, et il n'est pas du tout gênant pour parler. Faites arriver entre les dents de la salive pour l'humidifier.

Tout un ensemble de produits du tabac, y compris les arômes auxquels vous êtes habitués, ainsi que la nicotine, qui ne sera donc pas seule, vont lentement diffuser dans la bouche et être absorbés. La craie est du carbonate de calcium. Elle favorise l'extraction de la nicotine du tabac et son absorption à travers la muqueuse buccale, en neutralisant une éventuelle acidité. Il n'y a pas de goudrons qui venaient avec la fumée de cigarette, et bien entendu pas de formol, d'acroléine ni d'oxyde de carbone. Cette quantité de tabac vous apportera environ 3 mg de nicotine, intermédiaire entre une gomme faible et une gomme forte. Si ce n'est pas assez fort pour vous, faites des sachets avec $^1/_3$ de cigarette. Elle ne contient pas plus de nitrosamines que le snus. Les grains de tabac resteront prisonniers du sachet. Si le suc de tabac arrive mal, faites remonter un peu de salive à son contact. Essayez de ne pas avaler la salive trop vite pour qu'elle reste le plus longtemps possible en contact avec la muqueuse buccale. Gardez évidemment ce sachet dans la bouche aussi longtemps que vous le penserez utile, et renouvelez-le si vous le jugez nécessaire.

J'ai essayé et j'ai perçu au bout de 2 à 3 minutes la sensation un peu brûlante de la nicotine arrivant dans la bouche. Mais comme je n'ai pas envie de me laisser reprendre par le tabac, je n'ai pas prolongé l'expérience et ai continué la mise au point avec du café moulu. Cela marche très bien, c'est agréable. Si vous deveniez accro de votre préparation, ce pourrait être un moyen d'abandonner le tabac. Vous pourriez utiliser aussi du thé. Ou, pour ne pas colorer les dents, des herbes de Provence séchées, du thym, de la menthe… Sans sucre, cela ne ferait pas grossir.

Bonne chance. Pensez qu'en faisant cet exercice, vous êtes comme un prisonnier qui limerait les barreaux de sa cellule… Psychologiquement, il est déjà libre.

Conclusion

Ceci est un manuel de défume, pas un guide. Car vous êtes seul à pouvoir définir votre stratégie, comment vous souhaitez arrêter. Je vous ai simplement donné une sorte de *boite à outils*, peut-être ouvert les yeux sur les mécanismes de la dépendance et les voies possibles pour prendre le contrôle de vous-même. Mais il est essentiel que votre succès soit vraiment le vôtre, pas le mien, pas celui d'un médicament, d'un gadget, que je ne vous vole pas votre triomphe. *"Tout seul !"* disent les enfants, qui n'ont pas envie qu'on fasse les choses à leur place. C'est la seule condition pour que votre abandon de la cigarette ne soit jamais remis en question.

Tout comme je ne me soucie guère que les fumeurs qui viennent à ma consultation aient arrêté de fumer en rentrant chez eux, je n'estime pas important que vous éteigniez votre dernière cigarette en fermant ce livre. Ce qui compterait pour moi, c'est qu'il ait fait bouger quelque chose en vous, qu'il vous ait ouvert des pistes, et que vous ayez compris qu'il s'agissait d'un travail sur vous-même, d'une stratégie personnelle à découvrir. Relisez le. La première lecture est toujours trop rapide. Chaque fumeur est différent. Notez ce qui trouve un écho en vous. Refaites les exercices, inventez en. Les évaluations sont importantes, car elles vous donnent des repères. Refaites-les et comparez vos scores. Cela vous permettra de savoir si vous avez bougé, mûri, si votre désir d'arrêt s'est accru. Ou si vous avez stagné ou même reculé. On ne progresse jamais régulièrement. Il y a des avancées, et des retours en arrière, c'est tout à fait normal. Si le désir est là, vous ne vous désespèrerez pas. Vos évaluations vous guideront pour savoir sur quoi vous devez encore travailler et réfléchir.

Que vous ayez également compris ce que vous apportait la cigarette. En ce qui concerne les plaisirs, comprenez qu'elle n'en était pas directement responsable. Leur source est ailleurs, c'est pourquoi vous n'en perdrez aucun si vous l'abandonnez.

Le problème des bénéfices à fumer est plus délicat. La cigarette est un outil de communication interhumaine. Il vous faudra apprendre à engager autrement une relation. Il y a la pluie et le beau temps, d'autres vont promener leur chien. La grande facilité qu'ont ces animaux d'entrer en relation avec leurs congénères peut faciliter les contacts entre les maîtres. Il y a les cours, de danse, de peinture, de langues, les sociétés amicales, les partis politiques. Ils permettent de faire d'une pierre deux coups, tisser des relations avec des personnes qui ont avec vous des intérêts communs, et cultiver certains de vos talents.

Mais le plus difficile est dans la relation entre vous et vous. La cigarette qui comble un vide, une nostalgie, qui apaise une douleur morale. Surtout celle qui semble lever l'angoisse, lutter contre le stress, la cigarette–relaxation. Là, c'est pour une grande part l'effet direct de la nicotine qui relâche la tension musculaire. Si vous appartenez à cette catégorie de fumeurs *"speed"*, hyperactifs et tendus, ne prenez pas de médicaments anxiolytiques. Apprenez plutôt à vous détendre, au besoin en suivant quelques séances de relaxation, comme on apprend aux chauffeurs de bus à se détendre musculairement par de petits exercices en attendant que le feu passe au vert. Pensez bien que la nicotine, si elle relâche les muscles, augmente au contraire l'anxiété psychique, et que si vous arrivez à contrôler votre tension par de simples exercices, ce sera au contraire tout bénéfice. Et c'est aussi agir. Encore un de ces *passages à l'acte* qui sont la clé de la défume.

L'aboutissement logique de ce travail sur vous-même est évidemment que vous abandonniez la cigarette. Mais ce pourrait ne pas en être la conséquence la plus importante. Un fumeur n'est pas simplement une machine à fumer qu'il faudrait déconnecter. C'est un être complexe qui jusqu'ici, hormis une dépendance qu'on pourrait qualifier de purement mécanique, confiée au Robot, a utilisé la cigarette pour faire face à une foule de problèmes de vie. La défume n'est donc pas seulement arrêter de fumer. C'est essentiellement un entraînement à résoudre ces problèmes. L'abandon de la cigarette, dans une certaine mesure, **vient en prime.** Tout comme l'éducation n'a en général pas pour seul but l'apprentissage d'un métier précis, mais de faire d'un élève un être adaptable à des réalités mouvantes, tout comme un entraînement à vélo préparera aussi bien des skieurs de compétition que des champions de tennis. Les effets d'un tel apprentissage à résoudre vos problèmes et à contrôler vos pulsions et vos désirs s'étendront pour votre plus grand profit largement au-delà du but étroit de l'arrêt du tabac.

Je défume

Je défume

Je défume

Je défume

Je défume

Je défume

Je défume

Je défume

Je défume

Je défume

Je défume

Je défume

Je défume

Je défume

Je défume

Je défume

Je défume

Je défume

Je défume

Je défume

Je défume

Je défume

Je défume

Je défume

Je défume

Achevé d'imprimer sur les presses de l'Imprimerie Moderne de Bayeux
Z.I., 7, rue de la Résistance - 14400 Bayeux
Précédent dépôt- Décembre 2006
Dépôt légal : 22413 - Février 2007